Cuisine Verte 2023

Découvrez l'Art de la Cuisine à Base de Plantes

Juliette Dupont

Table des matières

Soupe de lentilles classique aux céréales 9

Soupe hivernale épicée au farro 11

Salade de pois chiches arc-en-ciel 13

Salade de lentilles à la méditerranéenne 15

Salade aux asperges rôties et avocat 17

Crème de salade de haricots aux pignons de pin 19

Soupe de haricots cannellini au chou frisé 21

. Crème riche aux champignons 22

Salade panzanella italienne authentique 25

Salade de quinoa et haricots noirs 27

Salade riche de boulgour aux herbes 29

Salade classique aux poivrons grillés 33

Soupe copieuse au quinoa d'hiver 35

salade de lentilles vertes 37

. Soupe à la courge poivrée, pois chiches et couscous 39

. Soupe au chou avec crostini à l'ail 41

Velouté de Haricots Verts 44

Soupe à l'oignon traditionnelle française 46

. Soupe aux carottes rôties 48

Salade de pâtes italiennes aux penne 50

Salade Chana Chaat Indienne 52

Salade de nouilles au tempeh à la thaïlandaise 54

Crème classique au brocoli 56

Salade marocaine de raisins secs aux lentilles 58

Salade aux asperges et pois chiches 60

Salade de haricots verts à l'ancienne 63

Soupe aux haricots d'hiver 65

Soupe italienne aux champignons cremini 67

Crème de pommes de terre aux herbes 70

Salade de quinoa et avocat 72

Salade de taboulé au tofu 74

Salade du jardin avec des pâtes 76

bortsch ukrainien traditionnel 79

Salade aux lentilles Beluga 82

Salade Naan Indienne 84

Salade de poivrons grillés à la grecque 86

Soupe aux haricots et pommes de terre 89

Salade de quinoa d'hiver aux cornichons 91

Soupe aux champignons sauvages rôtis 94

Soupe aux haricots verts à la méditerranéenne 96

Crème de carotte 98

Salade de pizza non italienne 101

Soupe crémeuse aux légumes dorés 103

Boules d'énergie aux carottes 106

Patates douces croustillantes 108

Petites carottes rôties glacées 110

Frites de chou rôti 112

Trempette au fromage et aux noix de cajou 114

Trempette au houmous et au poivre 116

Mutabal libanais traditionnel 119

Pois chiches rôtis à l'indienne 121

Avocat sauce tahini 123

Bouchées de patates douces 125

Trempette aux poivrons grillés et aux tomates 127

Mélange de fête classique 129

Crostinis à l'ail et à l'huile d'olive 131

Boulettes de viande végétaliennes classiques 132

Panais Balsamique Rôti 134

Baba ganoush traditionnel 137

Bouchées au beurre d'arachide 139

Trempette aux fleurs de feu rôties 140

rouleaux de courgettes légers 142

Croustilles Chipotle 144

Sauce aux haricots cannellinis 146

Chou-fleur rôti épicé	148
Toum libanais léger	151
Avocat avec vinaigrette épicée au gingembre	153
Mélange de collations aux pois chiches	155
Sauce Muhammara revisitée	157
Crostinis aux épinards, pois chiches et ail	159
"Boulettes de viande" aux champignons et haricots cannellini	162
Concombres avec houmous	164
Bouchées de jalapeno farcies	165
Rondelles d'oignon mexicaines	167
Racines de légumes rôties	169
Trempette à l'houmous à l'indienne	171
Fèves au lard et trempette aux carottes	173
Sushi de courgettes rapide et facile	175
Tomates cerises au houmous	177
Champignons au four	179
Frites au fromage de chou frisé	182
Bol d'avocat avec houmous	184
Champignons farcis au nacho	186
Wrap de salade avec houmous et avocat	188
Choux de Bruxelles rôtis	190
Poppers de patates douces Poblano	192

Frites de courgettes rôties 194

authentique sauce libanaise 196

Muffins végétaliens à l'avoine 198

Pepper Boat avec sauce à la mangue 200

Fleur de brocoli au romarin épicé 202

Chips de betteraves rôties 204

Beurre végétalien classique 205

Pancakes méditerranéens aux courgettes 206

Pain plat norvégien traditionnel (lefse) 208

Beurre de cajou de base 210

Boules aux pommes et au beurre d'amande 211

Confiture aux fruits rouges crus 213

Tahini maison de base 215

Soupe de lentilles classique aux céréales

(Prêt en 25 minutes environ | 5 serveurs)

Par portion : Calories : 148 ; Matière grasse : 7,2 g ; Glucides : 14,6 g ; Protéines : 7,7 g

Ingrédients

2 cuillères à soupe d'huile d'olive

1 gousse d'ail, hachée

1 cuillère à café d'ail haché

2 grosses carottes, tranchées

1 persil haché

2 branches de céleri, hachées

2 feuilles de laurier

1/2 cuillère à café de thym séché

1/4 cuillère à café de cumin moulu

5 tasses de soupe de légumes mijotée

1 ¼ tasse de lentilles brunes, trempées toute la nuit et rincées

2 tasses de grains entiers, coupés en morceaux

adresses

Dans une casserole à fond épais, faire chauffer l'huile d'olive à feu moyen. Faites maintenant sauter les légumes avec les épices pendant environ 3 minutes jusqu'à ce qu'ils ramollissent.

Ajouter le bouillon de légumes et les lentilles jusqu'à ébullition. Augmentez immédiatement le feu et ajoutez les feuilles de laurier. Laisser cuire environ 15 minutes ou jusqu'à ce que les lentilles soient tendres.

Ajouter les céréales, couvrir et cuire encore 5 minutes ou jusqu'à ce que les céréales soient sèches.

Servir dans des bols individuels et déguster !

Soupe hivernale épicée au farro

(Prêt en 30 minutes environ | 4 serveurs)

Par portion : Calories : 298 ; Matière grasse : 8,9 g ; Glucides : 44,6 g ; Protéines : 11,7 g

Ingrédients

2 cuillères à soupe d'huile d'olive

1 poireau moyen, haché

1 betterave moyenne, tranchée

2 piments italiens, tranchés et émincés

1 piment jalapeno, émincé

2 pommes de terre, pelées et tranchées

4 tasses de soupe aux légumes

1 tasse de farro, rincé

1/2 cuillère à café d'ail écrasé

1/2 cuillère à café de poudre de curcuma

1 amant

2 tasses d'épinards, hachés

adresses

Dans une casserole à fond épais, faire chauffer l'huile d'olive à feu moyen. Faire sauter les poires, les navets, les poivrons et les pommes de terre pendant environ 5 minutes jusqu'à ce qu'ils soient croustillants.

Ajouter le bouillon de légumes, le farro, l'ail écrasé, le curcuma et la feuille de laurier; porter à ébullition.

Allumez le feu immédiatement. Laisser mijoter environ 25 minutes ou jusqu'à ce que les graines et les pommes de terre soient tendres.

Ajouter les épinards et retirer la casserole du feu; Laissez les épinards dans la chaleur résiduelle jusqu'à ce qu'ils ramollissent. Bon appétit!

Salade de pois chiches arc-en-ciel

(Prêt en 30 minutes environ | 4 serveurs)

Par portion : Calories : 378 ; Matière grasse : 24 g ; Glucides : 34,2 g ; Protéines : 10,1 g

Ingrédients

16 onces de pois chiches en conserve, égouttés

1 avocat moyen, tranché

1 poivron, paré et tranché

1 grosse tomate, tranchée

2 concombres, tranchés

1 oignon rouge tranché

1/2 cuillère à café d'ail haché

1/4 tasse de persil frais haché

1/4 tasse d'huile d'olive

2 cuillères à soupe de vinaigre de cidre de pomme

1/2 citron vert fraîchement pressé

Sel de mer et poivre noir moulu au goût

adresses

Mélanger tous les ingrédients dans un saladier.

Laissez la salade au réfrigérateur pendant environ 1 heure avant de servir.

Bon appétit!

Salade de lentilles à la méditerranéenne

(Prêt en 20 minutes environ + temps de refroidissement | Pour 5 personnes)

Par portion : Calories : 348 ; Matière grasse : 15 g ; Glucides : 41,6 g ; Protéines : 15,8 g

Ingrédients

1½ dl de lentilles rouges rincées

1 cuillère à café de moutarde de charcuterie

1/2 citron fraîchement pressé

2 cuillères à soupe de sauce tamari

2 bandes, hachées

1/4 tasse d'huile d'olive extra vierge

2 gousses d'ail, hachées

1 tasse de laitue beurre, coupée en morceaux

2 cuillères à soupe de persil frais haché

2 cuillères à soupe de coriandre fraîche hachée

1 cuillère à café de basilic frais

1 cuillère à café d'origan frais

1½ dl de tomates cerises coupées en deux

3 onces d'olives Kalamata, évidées et coupées en deux

adresses

Mettez 4 ½ dl d'eau dans une grande casserole et faites bouillir les lentilles rouges.

Augmentez immédiatement le feu et poursuivez la cuisson des lentilles environ 15 minutes ou jusqu'à ce qu'elles soient tendres. Égoutter et laisser refroidir complètement.

Transférer les lentilles dans un saladier; Mélanger les lentilles avec le reste des ingrédients jusqu'à ce qu'ils soient bien mélangés.

Servir froid ou à température ambiante. Bon appétit!

Salade aux asperges rôties et avocat

(Prêt en 20 minutes environ + temps de refroidissement | Pour 4 personnes)

Par portion : Calories : 378 ; Lipides : 33,2 g ; Glucides : 18,6 g ; Protéines : 7,8 g

Ingrédients

- 1 livre d'asperges, coupées en petits morceaux
- 1 gousse d'ail, hachée
- 2 gousses d'ail, hachées
- 1 tomate Roma coupée en tranches
- 1/4 tasse d'huile d'olive
- 1/4 tasse de vinaigre balsamique
- 1 cuillère à soupe de moutarde moulue sur pierre
- 2 cuillères à soupe de persil frais haché
- 1 cuillère à soupe de coriandre fraîche hachée
- 1 cuillère à soupe de basilic frais haché

Sel de mer et poivre noir moulu au goût

1 petit avocat, pelé et coupé en dés

1/2 tasse de pignons de pin, hachés

adresses

Commencez par préchauffer votre four à 420 degrés F.

Mélangez les asperges avec 1 cuillère à soupe d'huile d'olive et placez-les sur une plaque recouverte de papier sulfurisé.

Cuire au four environ 15 minutes en retournant la poêle une ou deux fois pour favoriser une cuisson homogène. Laissez refroidir complètement et placez dans votre saladier.

Mélanger les asperges avec les légumes, l'huile d'olive, le vinaigre, la moutarde et les herbes. Sel et poivre au goût.

Remuer pour combiner et garnir d'avocat et de pignons de pin. Bon appétit!

Crème de salade de haricots aux pignons de pin

(Prêt en 10 minutes environ + temps de refroidissement | Pour 5 personnes)

Par portion : Calories : 308 ; Matière grasse : 26,2 g ; Glucides : 16,6 g ; Protéines : 5,8 g

Ingrédients

1 ½ livre de haricots verts, hachés

2 petites tomates en dés

2 poivrons, tranchés et coupés en dés

4 cuillères à soupe d'oignon haché

1/2 tasse de pignons de pin, hachés

1/2 tasse de mayonnaise végétalienne

1 cuillère à soupe de moutarde de charcuterie

2 cuillères à soupe de basilic frais haché

2 cuillères à soupe de persil frais haché

1/2 cuillère à café de flocons de piment rouge broyés

Sel de mer et poivre noir fraîchement moulu au goût

adresses

Cuire les haricots verts dans une grande casserole d'eau salée jusqu'à ce qu'ils soient tendres ou environ 2 minutes.

Égoutter et laisser refroidir complètement les haricots; puis transférer dans un saladier. Mélanger les haricots avec les ingrédients restants.

Goûter et rectifier l'assaisonnement. Bon appétit!

Soupe de haricots cannellini au chou frisé

(Prêt en 25 minutes environ | 5 serveurs)

Par portion : Calories : 188 ; Matière grasse : 4,7 g ; Glucides : 24,5 g ; Protéines : 11,1 g

Ingrédients

1 cuillère d'huile d'olive

1/2 cuillère à café de gingembre râpé

1/2 cuillère à café de graines de cumin

1 oignon rouge, haché

1 carotte, parée et tranchée

1 persil, paré et tranché

2 gousses d'ail, hachées

5 tasses de soupe aux légumes

12 onces de haricots cannellini, égouttés

2 tasses de chou frisé, haché

Sel de mer et poivre noir moulu au goût

adresses

Dans une casserole à fond épais, chauffer les olives à feu moyen. Faites maintenant frire le gingembre et le cumin pendant environ 1 minute.

Ajoutez maintenant l'oignon, la carotte et le persil; continuer à sauter pendant 3 minutes ou jusqu'à ce que les légumes soient tendres.

Ajouter l'ail et continuer à faire frire pendant 1 minute ou jusqu'à ce qu'il soit parfumé.

Laissez ensuite bouillir le bouillon de légumes. Réduire immédiatement le feu à feu doux et laisser mijoter pendant 10 minutes.

Incorporer les haricots cannellini et le chou frisé; continuer à cuire jusqu'à ce que le froid disparaisse et que tout soit chaud. Assaisonnez avec du sel et du poivre selon votre goût.

Verser dans des bols individuels et servir chaud. Bon appétit!

. Crème riche aux champignons

(Prêt en 15 minutes environ | 5 serveurs)

Par portion : Calories : 308 ; Graisse : 25,5 g ; Glucides : 11,8 g ; Protéines : 11,6 g

Ingrédients

2 cuillères à soupe de beurre de soja

1 gros oignon, tranché

20 onces de champignons cremini, tranchés

2 gousses d'ail, hachées

4 cuillères à soupe de farine de graines de lin

5 tasses de soupe aux légumes

1 1/3 dl de lait de coco sucré

1 feuille de laurier

Sel de mer et poivre noir moulu au goût

adresses

Dans une casserole, faire fondre le beurre végétalien à feu moyen. Lorsqu'elles sont chaudes, faites cuire les échalotes pendant environ 3 minutes jusqu'à ce qu'elles soient tendres et parfumées.

Ajouter les champignons et l'ail et poursuivre la cuisson jusqu'à ce que les champignons soient tendres. Ajouter les graines de lin et poursuivre la cuisson environ 1 minute.

Ajouter les ingrédients restants. Porter à ébullition, couvrir et laisser mijoter encore 5-6 minutes jusqu'à ce que la soupe épaississe un peu.

Bon appétit!

Salade panzanella italienne authentique

(Prêt en 35 minutes environ | 3 serveurs)

Par portion : Calories : 334 ; Matières grasses : 20,4 g ; Glucides : 33,3 g ; Protéines : 8,3 g

Ingrédients

- 3 tasses de pain artisanal, coupé en cubes de 1 pouce
- 3/4 livre d'asperges, parées et coupées en petits morceaux
- 4 cuillères à soupe d'huile d'olive extra vierge
- 1 oignon rouge, haché
- 2 cuillères à soupe de jus de citron frais
- 1 cuillère à café de moutarde de charcuterie
- 2 tomates de taille moyenne
- 2 tasses de roquette
- 2 tasses de pousses d'épinards
- 2 piments italiens, parés et tranchés

Sel de mer et poivre noir moulu au goût

adresses

Placer les cubes de pain sur une plaque recouverte de papier cuisson. Cuire au four préchauffé à 310 degrés F pendant env. 20 minutes, pendant le temps de cuisson, tournez la plaque à pâtisserie deux fois ; Réservation.

Préchauffer le four à 420 degrés F et mélanger les asperges avec 1 cuillère à soupe d'huile d'olive. Griller les asperges environ 15 minutes ou jusqu'à ce qu'elles soient tendres.

Combiner les ingrédients restants dans un bol à salade; Garnir d'asperges rôties et de pain grillé.

Bon appétit!

Salade de quinoa et haricots noirs

(Prêt en 15 minutes environ + temps de recharge | 4 serveurs)

Par portion : Calories : 433 ; Lipides : 17,3 g ; Glucides : 57 g ; Protéines : 15,1 g

Ingrédients

2 verres d'eau

1 tasse de quinoa, lavé

16 onces de haricots noirs en conserve, égouttés

2 tomates Roma coupées en rondelles

1 oignon rouge, haché finement

1 concombre tranché et coupé en dés

2 gousses d'ail, écrasées ou hachées

2 piments italiens, parés et tranchés

2 cuillères à soupe de persil frais haché

2 cuillères à soupe de coriandre fraîche hachée

1/4 tasse d'huile d'olive

1 citron fraîchement pressé

1 cuillère à soupe de vinaigre de cidre de pomme

1/2 cuillère à café de fenouil séché

1/2 cuillère à café d'origan séché

Sel de mer et poivre noir moulu au goût

adresses

Mettez l'eau et le quinoa dans une casserole et portez à ébullition. Allumez le feu immédiatement.

Faire bouillir environ 13 minutes, jusqu'à ce que le quinoa ait absorbé toute l'eau; Aérer le quinoa à la fourchette et laisser complètement refroidir. Transférez ensuite le quinoa dans un saladier.

Ajouter le reste des ingrédients dans le saladier et bien mélanger. Bon appétit!

Salade riche de boulgour aux herbes

(Prêt en 20 minutes environ + temps de refroidissement | Pour 4 personnes)

Par portion : Calories : 408 ; Matière grasse : 18,3 g ; Glucides : 51,8 g ; Protéines : 13,1 g

Ingrédients

2 verres d'eau

1 tasse de boulgour

12 oz de pois chiches en conserve, égouttés

1 concombre persan, tranché finement

2 poivrons, parés et tranchés finement

1 piment jalapeno, épépiné et tranché finement

2 tomates Roma coupées en rondelles

1 oignon finement haché

2 cuillères à soupe de basilic frais haché

2 cuillères à soupe de persil frais haché

2 cuillères à soupe de menthe fraîche hachée

2 cuillères d'oignon frais haché

4 cuillères à soupe d'huile d'olive

1 cuillère à soupe de vinaigre balsamique

1 cuillère à soupe de jus de citron

1 cuillère à café d'ail frais, écrasé

Sel de mer et poivre noir fraîchement moulu au goût

2 cuillères à soupe de levure nutritionnelle

1/2 tasse d'olives Kalamata, tranchées

adresses

Faire bouillir l'eau et le boulgour dans une casserole. Allumez immédiatement le feu et laissez cuire environ 20 minutes ou jusqu'à ce que le boulgour soit tendre et que l'eau soit presque absorbée. Remuer à la fourchette et étaler sur une grande plaque à pâtisserie pour refroidir.

Mettre le boulgour dans un saladier, puis les pois chiches, le concombre, le poivron, les tomates, l'oignon, le basilic, le persil, la menthe et les pois chiches.

Dans un petit bol, mélanger l'huile d'olive, le vinaigre balsamique, le jus de citron, l'ail, le sel et le poivre noir. Disposez la salade et mélangez.

Saupoudrer de levure alimentaire, garnir d'olives et servir à température ambiante. Bon appétit!

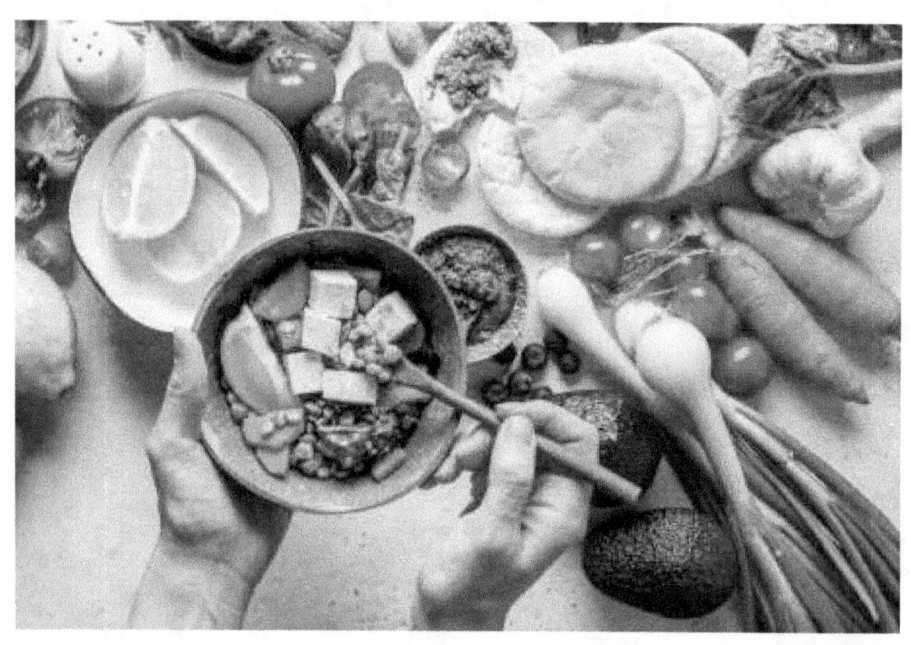

Salade classique aux poivrons grillés

(Prêt en 15 minutes environ + temps de refroidissement | 3 portions)

Par portion : Calories : 178 ; Lipides : 14,4 g ; Glucides : 11,8 g ; Protéines : 2,4 g

Ingrédients

6 poivre

3 cuillères à soupe d'huile d'olive extra vierge

3 cuillères à café de vinaigre de vin rouge

3 gousses d'ail finement hachées

2 cuillères à soupe de persil frais haché

Sel de mer et poivre noir fraîchement moulu au goût

1/2 cuillère à café de flocons de piment rouge

6 cuillères à soupe de pignons de pin, hachés

adresses

Faire rôtir les poivrons sur une plaque recouverte de papier sulfurisé pendant environ 10 minutes, en tournant la poêle à mi-cuisson, jusqu'à ce qu'ils soient carbonisés de tous les côtés.

Couvrir ensuite les poivrons avec le papier cuisson vapeur. Retirez la peau, les pépins et les noyaux.

Couper le poivron en lanières et mélanger avec le reste des ingrédients. Mettez-le au réfrigérateur jusqu'au moment de servir. Bon appétit!

Soupe copieuse au quinoa d'hiver

(Prêt en 25 minutes environ | 4 serveurs)

Par portion : Calories : 328 ; Matière grasse : 11,1 g ; Glucides : 44,1 g ; Protéines : 13,3 g

Ingrédients

2 cuillères à soupe d'huile d'olive

1 oignon haché

2 carottes, pelées et tranchées

1 persil haché

1 branche de céleri, hachée

1 tasse de courge jaune hachée

4 gousses d'ail, écrasées ou hachées

4 tasses de soupe de légumes mijotée

2 tomates moyennes, écrasées

1 tasse de quinoa

Sel de mer et poivre noir moulu au goût

1 amant

2 tasses de grains entiers, sans côtes dures et coupés en morceaux

2 cuillères à soupe de persil italien haché

adresses

Dans une casserole à fond épais, chauffer les olives à feu moyen. Faites maintenant sauter l'oignon, la carotte, le persil, le céleri et la courgette pendant environ 3 minutes ou jusqu'à ce que les légumes soient tendres.

Ajouter l'ail et continuer à faire frire pendant 1 minute ou jusqu'à ce qu'il soit parfumé.

Ajouter ensuite le bouillon de légumes, les tomates, le quinoa, le sel, le poivre et le laurier ; porter à ébullition. Baisser immédiatement le feu à feu doux et laisser mijoter 13 minutes.

Ajoutez du papier; nous continuons à bouillir jusqu'à ce que le grain disparaisse.

Verser dans des bols individuels et servir garni de persil frais. Bon appétit!

salade de lentilles vertes

(Prêt en 20 minutes environ + temps de refroidissement | Pour 5 personnes)

Par portion : Calories : 349 ; Matière grasse : 15,1 g ; Glucides : 40,9 g ; Protéines : 15,4 g

Ingrédients

1 ½ dl de lentilles vertes rincées

2 tasses de roquette

2 tasses de laitue romaine, coupée en morceaux

1 tasse de pousses d'épinards

1/4 tasse de basilic frais haché

1/2 tasse d'oignon haché

2 gousses d'ail, hachées finement

1/4 tasse de tomates séchées au soleil emballées dans l'huile, rincées et hachées

5 cuillères à soupe d'huile d'olive extra vierge

3 cuillères à soupe de jus de citron frais

Sel de mer et poivre noir moulu au goût

adresses

Dans une grande casserole, faire bouillir 4 ½ dl d'eau et les lentilles rouges.

Baissez immédiatement le feu pour laisser mijoter et continuez à cuire les lentilles pendant 15 à 17 minutes supplémentaires, ou jusqu'à ce qu'elles soient tendres mais pas dorées. Égoutter et laisser refroidir complètement.

Transférer les lentilles dans un saladier; Mélanger les lentilles avec le reste des ingrédients jusqu'à ce qu'ils soient bien mélangés.

Servir froid ou à température ambiante. Bon appétit!

. Soupe à la courge poivrée, pois chiches et couscous

(Prêt en 20 minutes environ | 4 serveurs)

Par portion : Calories : 378 ; Matière grasse : 11 g ; Glucides : 60,1 g ; Protéines : 10,9 g

Ingrédients

2 cuillères à soupe d'huile d'olive

1 oignon haché

1 carotte, parée et tranchée

2 tasses de courge poivrée hachée

1 branche de céleri, hachée

1 cuillère à café d'ail finement haché

1 cuillère à café de romarin séché, haché

1 cuillère à café de thym séché, haché

2 tasses de crème d'oignon

2 verres d'eau

1 tasse de couscous sec

Sel de mer et poivre noir moulu au goût

1/2 cuillère à café de flocons de piment rouge

6 boîtes de pois chiches égouttés

2 cuillères à soupe de jus de citron frais

adresses

Dans une casserole à fond épais, chauffer les olives à feu moyen. Faites maintenant frire l'oignon, la carotte, la citrouille et le céleri pendant environ 3 minutes ou jusqu'à ce que les légumes soient tendres.

Ajouter l'ail, le romarin et le thym et poursuivre la cuisson pendant 1 minute ou jusqu'à ce qu'ils soient parfumés.

Ajouter ensuite le bouillon, l'eau, le couscous, le sel, le poivre noir et les flocons de piment rouge; porter à ébullition. Baissez immédiatement le feu et laissez cuire 12 minutes.

Incorporer les pois chiches en conserve; Continuer à mijoter jusqu'à ce que le tout soit chaud ou environ 5 minutes de plus.

Servir dans des bols individuels et arroser de jus de citron. Bon appétit!

. Soupe au chou avec crostini à l'ail

(Prêt en environ 1 heure | 4 serveurs)

Par portion : Calories : 408 ; Matière grasse : 23,1 g ; Glucides : 37,6 g ; Protéines : 11,8 g

Ingrédients

Soupe:

2 cuillères à soupe d'huile d'olive

1 poireau moyen, haché

1 tasse de betteraves hachées

1 persil haché

1 carotte râpée

2 tasses de chou râpé

2 gousses d'ail, hachées finement

4 tasses de soupe aux légumes

2 feuilles de laurier

Sel de mer et poivre noir moulu au goût

1/4 cuillère à café de graines de cumin

1/2 cc de graines de moutarde

1 cuillère à café de basilic séché

2 tomates en purée

Crostini:

8 tranches de baguette

2 gousses d'ail

4 cuillères à soupe d'huile d'olive extra vierge

adresses

Faites chauffer 2 cuillères à soupe d'olives dans une poêle à feu moyen. Laissez maintenant le poireau, la peau, le persil et la carotte pendant environ 4 minutes ou jusqu'à ce que les légumes soient croquants et tendres.

Ajouter l'ail et le chou et poursuivre la cuisson pendant 1 minute ou jusqu'à ce qu'ils soient parfumés.

Ajouter ensuite le jus de légumes, les feuilles de laurier, le sel, le poivre noir, le cumin, les graines de moutarde, le basilic séché et les tomates nettoyées ; porter à ébullition. Baissez immédiatement le feu et laissez cuire environ 20 minutes.

Pendant ce temps, préchauffez le four à 375 degrés F. Faites maintenant griller l'ail et les tranches de baguette pendant environ 15 minutes. Sortir les crostinis du four.

Continuez à cuire l'ail pendant encore 45 minutes ou jusqu'à ce qu'il soit très tendre. Laissez refroidir l'ail.

Coupez maintenant chaque tête d'ail avec un couteau dentelé bien aiguisé pour séparer toutes les gousses.

Pressez l'ail rôti de sa peau. Moudre la pulpe d'ail avec 4 cuillères à soupe d'huile d'olive extra vierge.

Répartir uniformément le mélange d'ail rôti sur le dessus des crostinis. Servir avec une soupe chaude. Bon appétit!

Velouté de Haricots Verts

(Prêt en 35 minutes environ | 4 serveurs)

Par portion : Calories : 410 ; Matières grasses : 19,6 g ; Glucides : 50,6 g ; Protéines : 13,3 g

Ingrédients

1 cuillère à soupe d'huile de sésame

1 oignon haché

1 poivron vert, tranché et coupé en dés

2 pommes de terre rouge-brun, pelées et tranchées

2 gousses d'ail, hachées

4 tasses de soupe aux légumes

1 livre de haricots verts, hachés

Sel de mer et poivre noir moulu au goût

1 tasse de lait de coco sucré

adresses

Dans une casserole à fond épais, chauffer les graines de sésame à feu moyen. Faire revenir les oignons, les poivrons et les pommes de terre pendant env. 5 minutes en remuant à intervalles réguliers.

Ajouter l'ail et continuer à faire frire pendant 1 minute ou jusqu'à ce qu'il soit parfumé.

Ajoutez ensuite les haricots verts, les haricots verts, le sel et le poivre noir; porter à ébullition. Baissez immédiatement le feu à feu doux et laissez mijoter pendant 20 minutes.

Réduire en purée le mélange de haricots avec un mélangeur à immersion jusqu'à consistance crémeuse et lisse.

Remettre la purée dans la marmite. Ajouter le lait de coco et continuer à chauffer jusqu'à ce qu'il soit bien chaud ou environ 5 minutes de plus.

Verser dans des bols individuels et servir chaud. Bon appétit!

Soupe à l'oignon traditionnelle française

(Prêt en 1h30 environ | 4 serveurs)

Par portion : Calories : 129 ; Matière grasse : 8,6 g ; Glucides : 7,4 g ; Protéines : 6,3 g

Ingrédients

2 cuillères à soupe d'huile d'olive

2 gros oignons jaunes, tranchés finement

2 brins de thym, hachés

2 tasses de romarin, haché

2 cuillères à café de vinaigre balsamique

4 tasses de soupe aux légumes

Sel de mer et poivre noir moulu au goût

adresses

Dans une marmite ou une poêle, faire chauffer l'huile d'olive à feu moyen. Faites maintenant cuire les oignons avec le thym, le romarin et 1 cuillère à café de sel marin pendant environ 2 minutes.

Maintenant, tournez le feu à moyen-doux et continuez à cuire jusqu'à ce que les oignons soient caramélisés ou environ 50 minutes.

Ajouter le vinaigre balsamique et cuire encore 15 minutes. Ajouter le bouillon, le sel et le poivre noir et continuer à mijoter pendant 20 à 25 minutes.

Servir avec des toasts et régalez-vous !

. Soupe aux carottes rôties

(Prêt en 50 minutes environ | 4 serveurs)

Par portion : Calories : 264 ; Matières grasses : 18,6 g ; Glucides : 20,1 g ; Protéines : 7,4 g

Ingrédients

1 ½ livre de carottes

4 cuillères à soupe d'huile d'olive

1 oignon jaune, haché

2 gousses d'ail, hachées

1/3 cuillère à café de cumin moulu

Sel de mer et poivre blanc au goût.

1/2 cuillère à café de poudre de curcuma

4 tasses de soupe aux légumes

2 cuillères à café de jus de citron

2 cuillères à soupe de coriandre fraîche, hachée

adresses

Commencez par préchauffer votre four à 400 degrés F. Placez les carottes sur une grande plaque à pâtisserie recouverte de papier sulfurisé; mélanger les carottes avec 2 cuillères à soupe d'huile d'olive.

Griller les carottes environ 35 minutes ou jusqu'à ce qu'elles soient tendres.

Faites chauffer les 2 cuillères à soupe d'huile d'olive restantes dans une poêle à fond épais. Faites maintenant revenir l'oignon et l'ail pendant environ 3 minutes ou jusqu'à ce qu'ils soient parfumés.

Ajouter le cumin, le sel, le poivre, le curcuma, le bouillon de légumes et les carottes rôties. Continuer à feu doux pendant encore 12 minutes.

Mixez votre soupe au mixeur plongeant. Pressez le jus de citron sur votre soupe et servez garni de feuilles de coriandre fraîche. Bon appétit!

Salade de pâtes italiennes aux penne

(Prêt en 15 minutes environ + temps de refroidissement | 3 portions)

Par portion : Calories : 614 ; Matière grasse : 18,1 g ; Glucides : 101 g ; Protéines : 15,4 g

Ingrédients

9 onces de pâtes penne

9 onces de haricots cannellini cannellini, égouttés

1 petit oignon, haché finement

1/3 tasse d'olives niçoises, parées et tranchées

2 piments italiens, tranchés

1 tasse de tomates cerises, coupées en deux

3 tasses de roquette

Bandage:

3 cuillères à soupe d'huile d'olive extra vierge

1 cuillère à café de zeste de citron

1 cuillère à café d'ail haché

3 cuillères de vinaigre balsamique

1 cuillère à soupe de mélange d'herbes italiennes

Sel de mer et poivre noir moulu au goût

adresses

Cuire les pâtes penne selon les instructions sur l'emballage. Égouttez et rincez les pâtes. Laisser refroidir complètement, puis transférer dans un saladier.

Ajoutez ensuite les haricots, les oignons, les olives, les poivrons, les tomates et la roquette dans le saladier.

Mélanger tous les ingrédients de la vinaigrette jusqu'à ce que tout soit bien combiné. Dressez votre salade et servez très frais. Bon appétit!

Salade Chana Chaat Indienne

(Prêt en 45 minutes environ + temps de refroidissement | Pour 4 personnes)

Par portion : Calories : 604 ; Matière grasse : 23,1 g ; Glucides : 80 g ; Protéines : 25,3 g

Ingrédients

1 livre de pois chiches séchés, trempés pendant la nuit

2 dés de tomates San Marzano

1 concombre persan, tranché

1 oignon haché

1 poivron, paré et tranché finement

1 piment vert, paré et tranché finement

2 poignées de pousses d'épinards

1/2 cuillère à café de poudre de piment du Cachemire

4 feuilles de curry, hachées

1 cuillère à soupe de chaat masala

2 cuillères à soupe de jus de citron frais ou au goût

4 cuillères à soupe d'huile d'olive

1 cuillère à café de sirop d'agave

1/2 cc de graines de moutarde

1/2 cuillère à café de graines de coriandre

2 cuillères à soupe de graines de sésame, légèrement grillées

2 cuillères à soupe de coriandre fraîche, hachée

adresses

Égouttez les pois chiches et mettez-les dans une grande marmite. Couvrir les pois chiches d'eau sur 2 centimètres et laisser bouillir.

Augmentez immédiatement le feu et poursuivez l'ébullition pendant environ 40 minutes.

Mélanger les pois chiches avec la tomate, le concombre, l'oignon, le paprika, les épinards, la poudre de chili, les feuilles de curry et le chaat masala.

Bien mélanger le jus de citron, l'huile d'olive, le sirop d'agave, les graines de moutarde et la coriandre dans un petit plat.

Garnir de graines de sésame et de coriandre fraîche. Bon appétit!

Salade de nouilles au tempeh à la thaïlandaise

(Prêt en 45 minutes environ | 3 serveurs)

Par portion : Calories : 494 ; Matière grasse : 14,5 g ; Glucides : 75 g ; Protéines : 18,7 g

Ingrédients

6 onces de tempeh

4 cuillères à soupe de vinaigre de riz

4 cuillères de sauce soja

2 gousses d'ail, hachées

1 petit citron vert, fraîchement pressé

5 onces de nouilles de riz

1 carotte râpée en juillet

1 oignon haché

3 poignées de bok choy, tranchés finement

3 poignées de chou frisé, coupé en morceaux

1 poivron, paré et tranché finement

1 piment, émincé

1/4 tasse de beurre d'arachide

2 cuillères à soupe de sirop d'agave

adresses

Placer le tempeh, 2 cuillères à soupe de vinaigre de riz, la sauce soja, l'ail et le jus de citron dans un bol en céramique ; laisser mijoter environ 40 minutes.

Pendant ce temps, faites cuire les nouilles de riz selon les instructions sur l'emballage. Égouttez les pâtes et placez-les dans un saladier.

Ajouter les carottes, les échalotes, le chou, le chou frisé et le poivron dans le saladier. Ajouter le beurre de cacahuète, les 2 cuillères à soupe restantes de vinaigre de riz et le sirop d'agave et bien mélanger.

Garnir de tempeh mariné et servir immédiatement. Apprécier!

Crème classique au brocoli

(Prêt en 35 minutes environ | 4 serveurs)

Par portion : Calories : 334 ; Graisse : 24,5 g ; Glucides : 22,5 g ; Protéines : 10,2 g

Ingrédients

2 cuillères à soupe d'huile d'olive

1 livre de bouquets de brocoli

1 oignon haché

1 branche de céleri, hachée

1 persil haché

1 cuillère à café d'ail haché

3 tasses de soupe de légumes

1/2 cuillère à café de fenouil séché

1/2 cuillère à café d'origan séché

Sel de mer et poivre noir moulu au goût

2 cuillères à soupe de farine de graines de lin

1 tasse de lait de coco sucré

adresses

Dans une casserole à fond épais, faire chauffer l'huile d'olive à feu moyen. Faites maintenant revenir le brocoli, l'oignon, le céleri et le persil pendant environ 5 minutes en remuant régulièrement.

Ajouter l'ail et continuer à faire frire pendant 1 minute ou jusqu'à ce qu'il soit parfumé.

Ajouter ensuite le bouillon de légumes, l'aneth, l'origan, le sel et le poivre noir; porter à ébullition. Baissez immédiatement le feu et laissez cuire environ 20 minutes.

Mixer la soupe au mixeur plongeant jusqu'à consistance crémeuse et onctueuse.

Remettre la purée dans la marmite. Mélanger la farine de graines de lin et le lait de coco; continuer à cuire jusqu'à ce que le tout soit bien chaud ou environ 5 minutes.

Verser en quatre portions et déguster !

Salade marocaine de raisins secs aux lentilles

(Prêt en 20 minutes environ + temps de refroidissement | Pour 4 personnes)

Par portion : Calories : 418 ; Matière grasse : 15 g ; Glucides : 62,9 g ; Protéines : 12,4 g

Ingrédients

1 tasse de lentilles rouges, rincées

1 grosse carotte, finement râpée

1 concombre persan, tranché finement

1 oignon doux, haché

1/2 tasse de raisins secs

1/4 tasse de menthe fraîche, hachée

1/4 tasse de basilic frais, haché

1/4 tasse d'huile d'olive extra vierge

1/4 tasse de jus de citron, fraîchement pressé

1 cuillère à soupe de zeste de citron râpé

1/2 cuillère à café de racine de gingembre frais, pelée et hachée

1/2 cuillère à café d'ail écrasé

1 cuillère à café de poivre moulu

Sel de mer et poivre noir moulu au goût

adresses

Dans une grande casserole, porter à ébullition 3 tasses d'eau et 1 tasse de lentilles.

Réduire immédiatement le feu à feu doux et poursuivre la cuisson des lentilles pendant encore 15 à 17 minutes, ou jusqu'à ce qu'elles soient tendres mais pas encore dorées. Égoutter et laisser refroidir complètement.

Transférer les lentilles dans un saladier; ajouter la carotte, le concombre et l'oignon doux. Ajoutez ensuite des raisins secs, de la menthe et du basilic à votre salade.

Dans un petit bol, mélanger l'huile d'olive, le jus de citron, le zeste de citron, le gingembre, l'ail, le poivre, le sel et le poivre noir.

Dressez votre salade et servez très frais. Bon appétit!

Salade aux asperges et pois chiches

(Prêt en 10 minutes environ + temps de refroidissement | Pour 5 personnes)

Par portion : Calories : 198 ; Matières grasses : 12,9 g ; Glucides : 17,5 g ; Protéines : 5,5 g

Ingrédients

1 ¼ kilo d'asperges, parées et coupées en petits morceaux

5 tasses de boîtes de pois chiches égouttées et rincées

1 piment chipotle, épépiné et émincé

1 piment italien, coupé et émincé

1/4 tasse de feuilles de basilic frais, hachées

1/4 tasse de feuilles de persil frais, hachées

2 cuillères à soupe de feuilles de menthe fraîche

2 cuillères d'oignon frais haché

1 cuillère à café d'ail haché

1/4 tasse d'huile d'olive extra vierge

1 cuillère à soupe de vinaigre balsamique

1 cuillère à soupe de jus de citron frais

2 cuillères de sauce soja

1/4 cuillère à café de poivre moulu

1/4 cuillère à café de cumin moulu

Sel de mer et poivre fraîchement moulu au goût

adresses

Porter à ébullition une grande casserole d'eau salée avec les asperges; laisser bouillir pendant 2 minutes; égoutter et rincer.

Transférer les asperges dans un saladier.

Mélanger les asperges avec les pois chiches, le paprika, les herbes, l'ail, l'huile d'olive, le vinaigre, le jus de citron, la sauce soja et les épices.

Assemblez et servez immédiatement. Bon appétit!

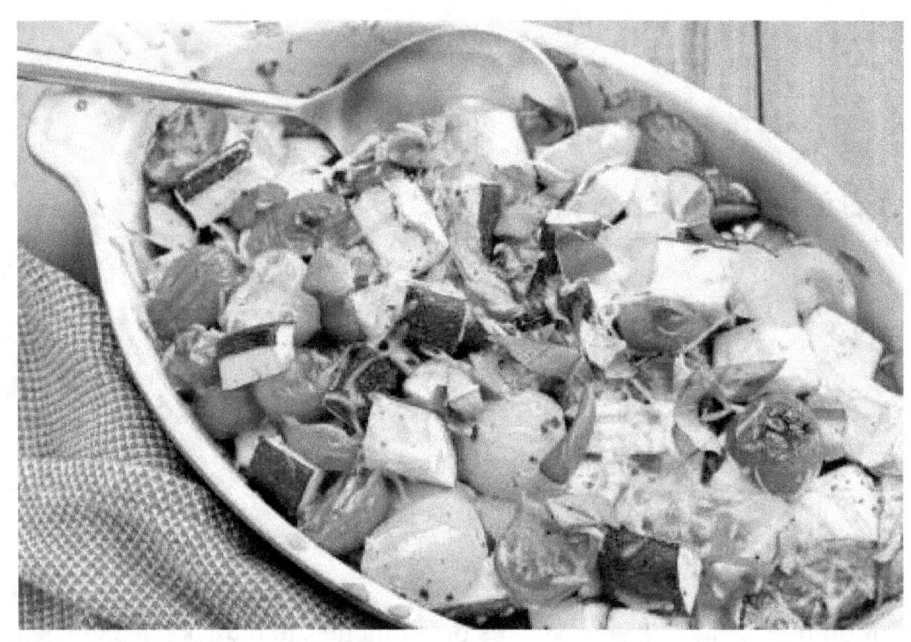

Salade de haricots verts à l'ancienne

(Prêt en 10 minutes environ + temps de refroidissement | Pour 4 personnes)

Par portion : Calories : 240 ; Lipides : 14,1 g ; Glucides : 29 g ; Protéines : 4,4 g

Ingrédients

1 ½ livre de haricots verts, hachés

1/2 tasse de citron haché

1 cuillère à café d'ail haché

1 concombre persan, tranché

2 tasses de tomates raisins, coupées en deux

1/4 tasse d'huile d'olive

1 cuillère à café de moutarde de charcuterie

2 cuillères à soupe de sauce tamari

2 cuillères à soupe de jus de citron

1 cuillère à soupe de vinaigre de cidre de pomme

1/4 cuillère à café de cumin en poudre

1/2 cuillère à café de thym séché

Sel de mer et poivre noir moulu au goût

adresses

Cuire les haricots verts dans une grande casserole d'eau salée jusqu'à ce qu'ils soient tendres ou environ 2 minutes.

Égoutter et laisser refroidir complètement les haricots; puis transférer dans un saladier. Mélanger les haricots avec les ingrédients restants.

Bon appétit!

Soupe aux haricots d'hiver

(Prêt en 25 minutes environ | 4 serveurs)

Par portion : Calories : 234 ; Matière grasse : 5,5 g ; Glucides : 32,3 g ; Protéines : 14,4 g

Ingrédients

1 cuillère d'huile d'olive

2 cuillères à soupe d'oignon haché

1 carotte râpée

1 persil haché

1 branche de céleri, hachée

1 cuillère à café d'ail frais haché

4 tasses de soupe aux légumes

2 feuilles de laurier

1 brin de romarin haché

Boîte de 16 onces de haricots blancs

Sel de mer et poivre noir moulu au goût

adresses

Dans une casserole à fond épais, chauffer les olives à feu moyen. Faites maintenant frire les échalotes, la carotte, le persil et le céleri pendant environ 3 minutes ou jusqu'à ce que les légumes soient tendres.

Ajouter l'ail et continuer à faire frire pendant 1 minute ou jusqu'à ce qu'il soit parfumé.

Ajoutez ensuite le bouillon de légumes, les feuilles de laurier et le romarin et portez à ébullition. Réduire immédiatement le feu à feu doux et laisser mijoter pendant 10 minutes.

Ajouter les haricots blancs et poursuivre la cuisson environ 5 minutes jusqu'à ce qu'ils soient bien chauds. Assaisonner avec du sel et du poivre noir au goût.

Servir dans des bols individuels, retirer les feuilles de laurier et servir chaud. Bon appétit!

Soupe italienne aux champignons cremini

(Prêt en 15 minutes environ | 3 serveurs)

Par portion : Calories : 154 ; Matière grasse : 12,3 g ; Glucides : 9,6 g ; Protéines : 4,4 g

Ingrédients

3 cuillères à soupe de beurre végétalien

1 gousse d'ail, hachée

1 poivron rouge, haché

1/2 cuillère à café d'ail écrasé

3 tasses de champignons cremini, hachés

2 cuillères à soupe de farine d'amande

3 verres d'eau

1 cuillère à soupe de mélange d'herbes italiennes

Sel de mer et poivre noir moulu au goût

1 grosse cuillerée de citron frais, haché

adresses

Dans une casserole, faire fondre le beurre végétalien à feu moyen. Lorsqu'il est chaud, faire revenir l'oignon et le poivron pendant environ 3 minutes jusqu'à ce qu'ils soient ramollis.

Ajouter l'ail et les champignons cremini et continuer à faire sauter jusqu'à ce que les champignons soient tendres. Saupoudrer la farine d'amande sur les champignons et continuer à faire frire pendant environ 1 minute.

Ajouter les ingrédients restants. Porter à ébullition, couvrir et laisser mijoter encore 5-6 minutes jusqu'à ce que le liquide épaississe légèrement.

Servir dans trois bols à soupe et garnir de ciboulette fraîche. Bon appétit!

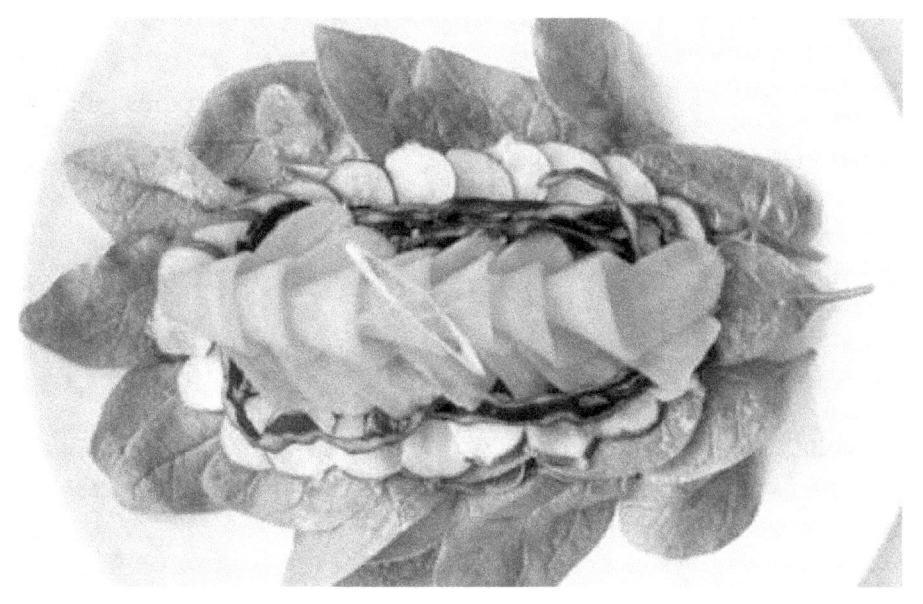

Crème de pommes de terre aux herbes

(Prêt en 40 minutes environ | 4 serveurs)

Par portion : Calories : 400 ; Matière grasse : 9 g ; Glucides : 68,7 g ; Protéines : 13,4 g

Ingrédients

2 cuillères à soupe d'huile d'olive

1 oignon haché

1 branche de céleri, hachée

4 grosses pommes de terre, pelées et tranchées

2 gousses d'ail, hachées

1 cuillère à café de basilic frais haché

1 cuillère à café de persil frais haché

1 cuillère à soupe de romarin frais haché

1 amant

1 cuillère à café de poivre moulu

4 tasses de soupe aux légumes

Sel et poivre noir fraîchement moulu au goût.

2 cuillères d'oignon frais haché

adresses

Dans une casserole à fond épais, faire chauffer l'huile d'olive à feu moyen. Lorsqu'ils sont chauds, faire revenir l'oignon, le céleri et les pommes de terre environ 5 minutes en remuant régulièrement.

Ajouter l'ail, le basilic, le persil, le romarin, la feuille de laurier et les grains de poivre et faire sauter pendant 1 minute ou jusqu'à ce qu'ils soient parfumés.

Ajoutez maintenant le bouillon de légumes, le sel et le poivre noir et portez à ébullition. Baisser immédiatement le feu et laisser mijoter environ 30 minutes.

Mixer la soupe au mixeur plongeant jusqu'à consistance crémeuse et onctueuse.

Réchauffez la soupe et servez avec de la neige fraîche. Bon appétit!

Salade de quinoa et avocat

(Prêt en 15 minutes environ + temps de recharge | 4 serveurs)

Par portion : Calories : 399 ; Matière grasse : 24,3 g ; Glucides : 38,5 g ; Protéines : 8,4 g

Ingrédients

1 tasse de quinoa, lavé

1 oignon haché

1 tomate coupée en tranches

2 poivrons grillés, coupés en lanières

2 cuillères à soupe de persil haché

2 cuillères à soupe de basilic haché

1/4 tasse d'huile d'olive extra vierge

2 cuillères à soupe de vinaigre de vin rouge

2 cuillères à soupe de jus de citron

1/4 cuillère à café de poivre de Cayenne

Sel de mer et poivre noir fraîchement moulu au goût

1 avocat, pelé, tranché et coupé en dés

1 cuillère de sésame grillé

adresses

Mettez l'eau et le quinoa dans une casserole et portez à ébullition. Allumez le feu immédiatement.

Faire bouillir environ 13 minutes, jusqu'à ce que le quinoa ait absorbé toute l'eau; Aérer le quinoa à la fourchette et laisser complètement refroidir. Transférez ensuite le quinoa dans un saladier.

Ajouter l'oignon, les tomates, les poivrons rôtis, le persil et le basilic dans le saladier. Dans un autre petit bol, fouetter ensemble l'huile d'olive, le vinaigre, le jus de citron, le poivre de Cayenne, le sel et le poivre noir.

Arrangez votre salade et secouez-la bien. Garnir de tranches d'avocat et garnir de graines de sésame grillées.

Bon appétit!

Salade de taboulé au tofu

(Prêt en 20 minutes environ + temps de refroidissement | Pour 4 personnes)

Par portion : Calories : 379 ; Matière grasse : 18,3 g ; Glucides : 40,7 g ; Protéines : 19,9 g

Ingrédients

1 tasse de boulgour

2 tomates San Marzano, tranchées

1 concombre persan, tranché finement

2 cuillères à soupe de basilic haché

2 cuillères à soupe de persil haché

4 oignons hachés

2 tasses de roquette

2 tasses de bébés épinards, hachés

4 cuillères à soupe de tahini

4 cuillères à soupe de jus de citron

1 cuillère à soupe de sauce soja

1 cuillère à café d'ail frais, écrasé

Sel de mer et poivre noir moulu au goût

12 onces de tofu fumé, tranché

adresses

Dans une casserole, mettre 2 tasses d'eau et le boulgour à bouillir. Réduire immédiatement le feu pour laisser mijoter et laisser mijoter environ 20 minutes ou jusqu'à ce que le boulgour soit tendre et que l'eau soit presque absorbée. Remuer à la fourchette et étaler sur une grande plaque à pâtisserie pour refroidir.

Mettre le boulgour dans un saladier, puis les tomates, le concombre, le basilic, le persil, l'oignon, la roquette et les épinards.

Dans un petit bol, mélanger le tahini, le jus de citron, la sauce soya, l'ail, le sel et le poivre noir. Disposez la salade et mélangez.

Garnir votre salade de tofu fumé et servir à température ambiante. Bon appétit!

Salade du jardin avec des pâtes

(Prêt en 10 minutes environ + temps de refroidissement | Pour 4 personnes)

Par portion : Calories : 479 ; Matière grasse : 15 g ; Glucides : 71,1 g ; Protéines : 14,9 g

Ingrédients

12 onces de pâtes rotini

1 petit oignon, haché finement

1 tasse de tomates cerises, coupées en deux

1 poivron, haché

1 piment jalapeno, émincé

1 cuillère à soupe de câpres, égouttées

2 tasses de laitue iceberg, coupée en morceaux

2 cuillères à soupe de persil frais haché

2 cuillères à soupe de coriandre fraîche hachée

2 cuillères à soupe de basilic frais haché

1/4 tasse d'huile d'olive

2 cuillères à soupe de vinaigre de cidre de pomme

1 cuillère à café d'ail écrasé

Sel casher et poivre noir moulu au goût

2 cuillères à soupe de levure nutritionnelle

2 cuillères à soupe de pignons de pin grillés et hachés

adresses

Cuire les pâtes d'après les instructions sur l'emballage. Égouttez et rincez les pâtes. Laisser refroidir complètement, puis transférer dans un saladier.

Ajoutez ensuite les oignons, les tomates, les poivrons, les câpres, la laitue, le persil, la coriandre et le basilic dans le saladier.

Mélanger l'huile d'olive, le vinaigre, l'ail, le sel, le poivre noir et la levure alimentaire. Dressez votre salade et garnissez de pignons de pin grillés. Bon appétit!

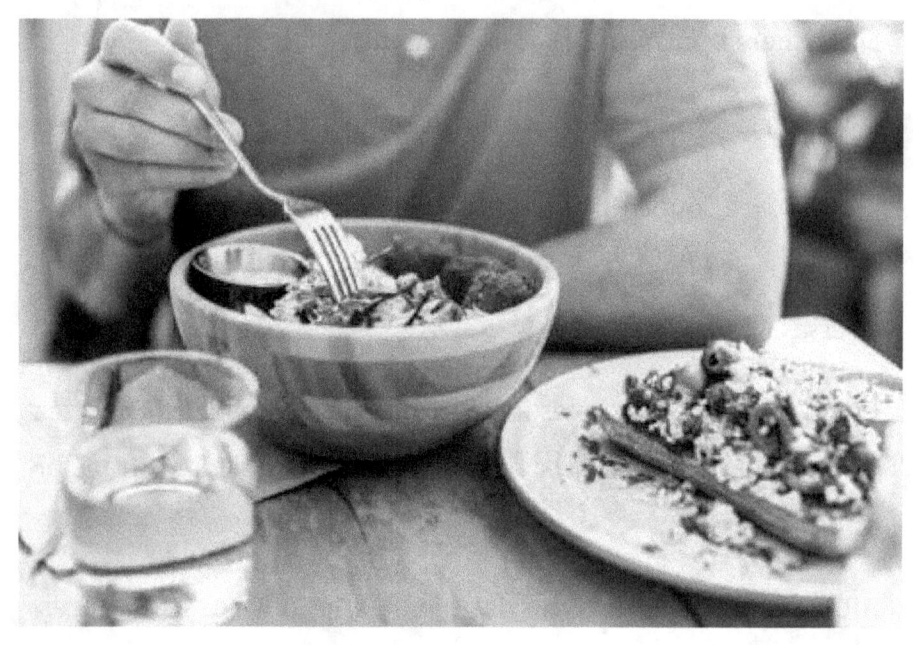

bortsch ukrainien traditionnel

(Prêt en 40 minutes environ | 4 serveurs)

Par portion : Calories : 367 ; Matière grasse : 9,3 g ; Glucides : 62,7 g ; Protéines : 12,1 g

Ingrédients

2 cuillères à soupe d'huile de sésame

1 oignon rouge, haché

2 carottes, pelées et coupées en dés

2 grosses betteraves, pelées et tranchées

2 grosses pommes de terre, pelées et tranchées

4 tasses de soupe aux légumes

2 gousses d'ail, hachées

1/2 cuillère à café de céréales

1/2 cuillère à café de graines de céleri

1/2 cuillère à café de graines de fenouil

1 livre de chou rouge, râpé

1/2 cuillère à café de grains de poivre fraîchement moulus

Sel casher au goût

2 feuilles de laurier

2 cuillères à soupe de vinaigre de vin

adresses

Dans un faitout, faire chauffer l'huile de sésame à feu moyen. Lorsqu'ils sont chauds, faire sauter les oignons jusqu'à ce qu'ils soient tendres et translucides, environ 6 minutes.

Ajouter les carottes, les navets et les pommes de terre et faire revenir encore 10 minutes en ajoutant le bouillon de légumes à intervalles réguliers.

Ajoutez ensuite l'ail, le cumin, le céleri, les graines de fenouil et faites revenir encore 30 secondes.

Ajouter le chou, le mélange de grains de poivre, le sel et les feuilles de laurier. Ajouter le liquide restant et porter à ébullition.

Réduire immédiatement le feu pour laisser mijoter et laisser mijoter encore 20 à 23 minutes, jusqu'à ce que les légumes soient tendres.

Servir dans des bols individuels et napper de vinaigre de vin. Servez et dégustez !

Salade aux lentilles Beluga

(Prêt en 20 minutes environ + temps de refroidissement | Pour 4 personnes)

Par portion : Calories : 338 ; Lipides : 16,3 g ; Glucides : 37,2 g ; Protéines : 13 g

Ingrédients

1 tasse de lentilles beluga, rincées

1 concombre persan, tranché

1 grosse tomate, tranchée

1 oignon rouge, haché

1 poivron, tranché

1/4 tasse de basilic frais haché

1/4 tasse de persil italien frais, haché

2 onces d'olives vertes, dénoyautées et tranchées

1/4 tasse d'huile d'olive

4 cuillères à soupe de jus de citron

1 cuillère à café de moutarde de charcuterie

1/2 cuillère à café d'ail haché

1/2 cuillère à café de flocons de piment rouge broyés

Sel de mer et poivre noir moulu au goût

adresses

Dans une grande casserole, porter à ébullition 3 tasses d'eau et 1 tasse de lentilles.

Baissez immédiatement le feu pour laisser mijoter et continuez à cuire les lentilles pendant 15 à 17 minutes supplémentaires, ou jusqu'à ce qu'elles soient tendres mais pas dorées. Égoutter et laisser refroidir complètement.

Transférer les lentilles dans un saladier; ajouter le concombre, les tomates, l'oignon, le poivron, le basilic, le persil et les olives.

Dans un petit bol, fouetter ensemble l'huile d'olive, le jus de citron, la moutarde, l'ail, les flocons de piment rouge, le sel et le poivre noir.

Nous organisons la salade, la mélangeons et la servons très froide. Bon appétit!

Salade Naan Indienne

(Prêt en 10 minutes environ | 3 serveurs)

Par portion : Calories : 328 ; Lipides : 17,3 g ; Glucides : 36,6 g ; Protéines : 6,9 g

Ingrédients

3 cuillères d'huile de sésame

1 cuillère à café de gingembre, pelé et haché

1/2 cuillère à café de graines de cumin

1/2 cc de graines de moutarde

1/2 cuillère à café de grains de poivre mélangés

1 cuillère à soupe de feuilles de curry

3 pains naan, coupés en petits morceaux

1 oignon haché

2 tomates, hachées

Sel de l'Himalaya au goût

1 cuillère à soupe de sauce soja

adresses

Faites chauffer 2 cuillères à soupe d'huile de sésame dans une poêle antiadhésive à feu moyen.

Faire sauter le gingembre, le cumin, les graines de moutarde, les grains de poivre mélangés et les feuilles de curry pendant environ 1 minute jusqu'à ce qu'ils soient parfumés.

Ajouter le pain naan et poursuivre la cuisson, en remuant de temps en temps, jusqu'à ce qu'il soit doré et bien enrobé d'épices.

Placer les échalotes et les tomates dans un saladier; mélangez-les avec le sel, la sauce soja et la cuillère d'huile de sésame restante.

Déposer le pain grillé sur la salade et servir à température ambiante. Apprécier!

Salade de poivrons grillés à la grecque

(Prêt en 10 minutes environ | 2 serveurs)

Par portion : Calories : 185 ; Matière grasse : 11,5 g ; Glucides : 20,6 g ; Protéines : 3,7 g

Ingrédients

2 poivrons rouges

2 poivrons jaunes

2 gousses d'ail, écrasées

4 cuillères à café d'huile d'olive extra vierge

1 cuillère à soupe de câpres, rincées et égouttées

2 cuillères à soupe de vinaigre de vin rouge

Sel de mer et poivre moulu au goût

1 cuillère à café d'aneth frais, haché

1 cuillère à soupe d'origan frais haché

1/4 tasse d'olives Kalamata, dénoyautées et tranchées

adresses

Faire rôtir les poivrons sur une plaque recouverte de papier sulfurisé pendant environ 10 minutes, en tournant la poêle à mi-cuisson, jusqu'à ce qu'ils soient carbonisés de tous les côtés.

Couvrir ensuite les poivrons avec le papier cuisson vapeur. Retirez la peau, les pépins et les noyaux.

Coupez le poivron en lanières et placez-le dans un saladier. Ajouter les ingrédients restants et bien mélanger.

Mettez-le au réfrigérateur jusqu'au moment de servir. Bon appétit!

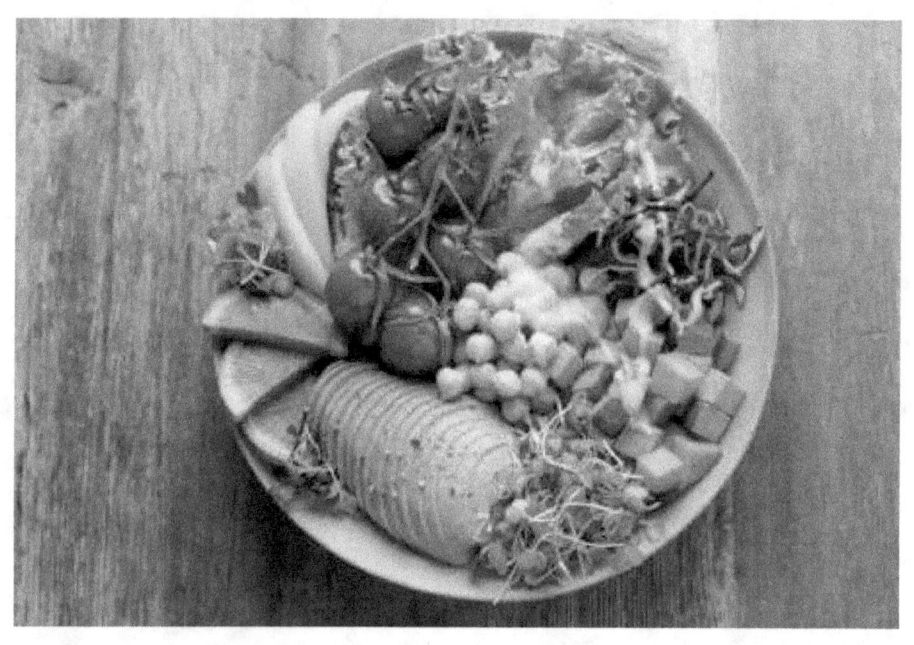

Soupe aux haricots et pommes de terre

(Prêt en 30 minutes environ | 4 serveurs)

Par portion : Calories : 266 ; Matière grasse : 7,7 g ; Glucides : 41,3 g ; Protéines : 9,3 g

Ingrédients

2 cuillères à soupe d'huile d'olive

1 oignon haché

1 livre de pommes de terre, pelées et coupées en dés

1 branche de céleri moyenne, hachée

2 gousses d'ail, hachées

1 cuillère à café de paprika

4 verres d'eau

2 cuillères à soupe de poudre de bouillon végétalien

16 onces de haricots en conserve, égouttés

2 tasses de pousses d'épinards

Sel de mer et poivre noir moulu au goût

adresses

Dans une casserole à fond épais, chauffer les olives à feu moyen. Faites maintenant revenir l'oignon, les pommes de terre et le céleri pendant environ 5 minutes, ou jusqu'à ce que l'oignon soit transparent et tendre.

Ajouter l'ail et continuer à faire frire pendant 1 minute ou jusqu'à ce qu'il soit parfumé.

Ajoutez ensuite le paprika, l'eau et la poudre de bouillon végétalien et portez à ébullition. Réduire immédiatement le feu à feu doux et laisser mijoter 15 minutes.

Incorporer les haricots et les épinards; poursuivre la cuisson environ 5 minutes jusqu'à ce que le tout soit bien chaud. Assaisonner avec du sel et du poivre noir au goût.

Verser dans des bols individuels et servir chaud. Bon appétit!

Salade de quinoa d'hiver aux cornichons

(Prêt en 20 minutes environ + temps de refroidissement | Pour 4 personnes)

Par portion : Calories : 346 ; Lipides : 16,7 g ; Glucides : 42,6 g ; Protéines : 9,3 g

Ingrédients

- 1 tasse de quinoa
- 4 gousses d'ail, hachées
- 2 concombres marinés, hachés
- 10 onces de poivrons rouges en conserve, hachés
- 1/2 tasse d'olives vertes, tranchées et coupées en dés
- 2 tasses de chou frisé, râpé
- 2 tasses de laitue iceberg, coupée en morceaux
- 4 poivrons marinés, hachés
- 4 cuillères à soupe d'huile d'olive
- 1 cuillère à soupe de jus de citron

1 cuillère à café de zeste de citron

1/2 cuillère à café de basilic séché

Sel de mer et poivre noir moulu au goût

1/4 tasse de ciboulette fraîche, hachée finement

adresses

Verser deux tasses d'eau dans le quinoa dans une casserole et porter à ébullition. Allumez le feu immédiatement.

Faire bouillir environ 13 minutes, jusqu'à ce que le quinoa ait absorbé toute l'eau; Aérer le quinoa à la fourchette et laisser complètement refroidir. Transférez ensuite le quinoa dans un saladier.

Ajouter l'ail, le concombre mariné, le paprika, les olives, le chou, la laitue et le piment mariné dans le saladier et mélanger.

Dans un petit bol, préparer la vinaigrette en mélangeant le reste des ingrédients. Dressez la salade, mélangez bien et servez immédiatement. Bon appétit!

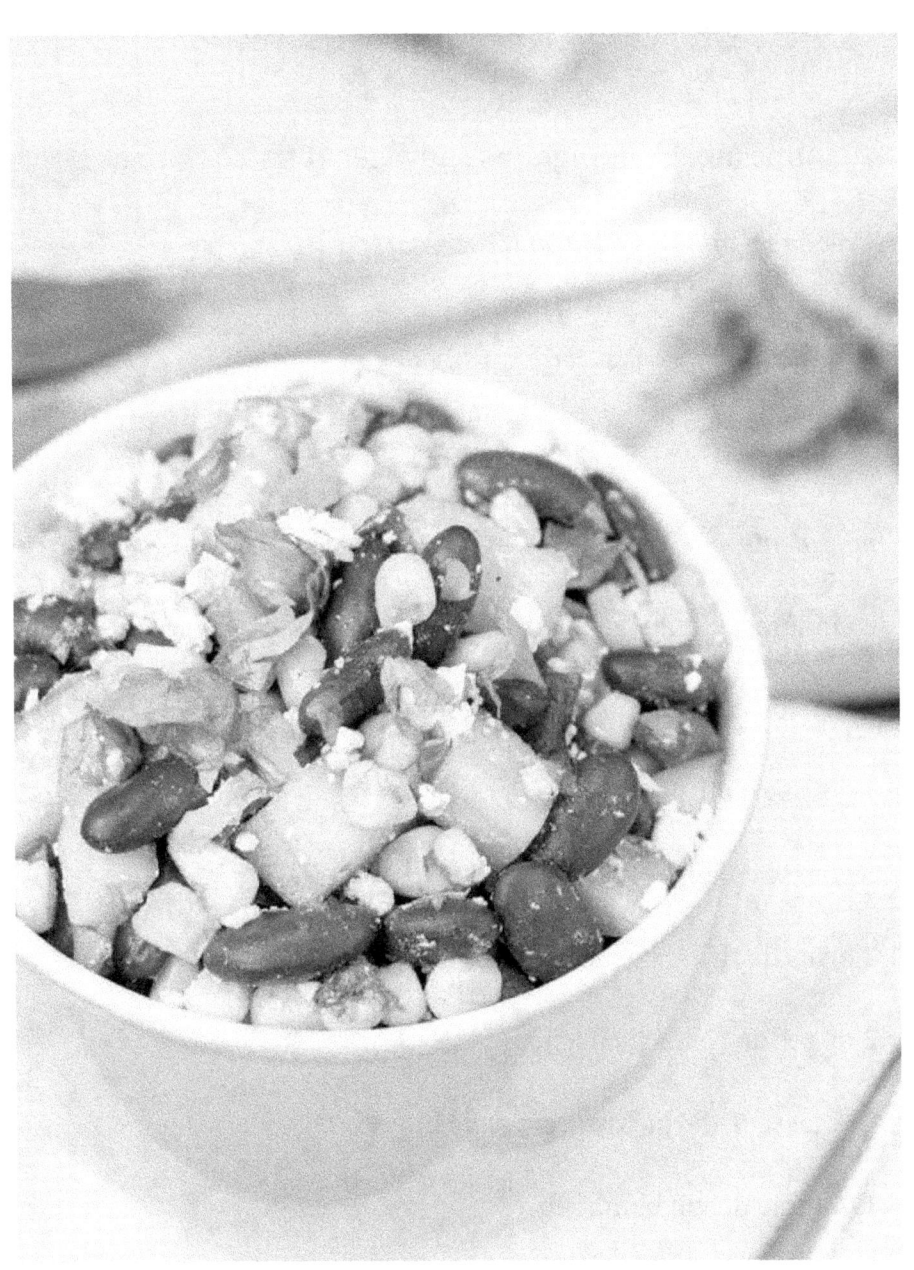

Soupe aux champignons sauvages rôtis

(Prêt en 55 minutes environ | 3 serveurs)

Par portion : Calories : 313 ; Graisse : 23,5 g ; Glucides : 14,5 g ; Protéines : 14,5 g

Ingrédients

- 3 cuillères d'huile de sésame
- 1 livre de champignons sauvages mélangés, tranchés
- 1 gousse d'ail, hachée
- 3 gousses d'ail, hachées et divisées
- 2 brins de thym, hachés
- 2 tasses de romarin, haché
- 1/4 tasse de farine de graines de lin
- 1/4 tasse de vin blanc sec
- 3 tasses de soupe de légumes
- 1/2 cuillère à café de flocons de piment rouge

Sel d'ail et poivre noir fraîchement moulu, pour l'assaisonnement

adresses

Commencez par préchauffer votre four à 395 degrés F.

Déposer les champignons en une seule couche sur une plaque recouverte de papier sulfurisé. Arroser les champignons avec 1 cuillère à soupe d'huile de sésame.

Cuire les champignons dans le four préchauffé pendant environ 25 minutes ou jusqu'à ce qu'ils soient tendres.

Faites chauffer les 2 cuillères à soupe d'huile de sésame restantes dans une poêle à feu moyen. Puis faire revenir l'oignon pendant environ 3 minutes, ou jusqu'à ce qu'il soit tendre et translucide.

Ajoutez ensuite l'ail, le thym et le romarin et faites revenir encore 1 minute jusqu'à ce qu'ils soient parfumés. Saupoudrer de farine de graines de lin partout.

Ajouter le reste des ingrédients et continuer à mijoter encore 10 à 15 minutes, ou jusqu'à ce que tout soit cuit.

Ajouter les champignons rôtis et cuire encore 12 minutes. Verser dans un bol à soupe et servir chaud. Apprécier!

Soupe aux haricots verts à la méditerranéenne

(Prêt en 25 minutes environ | 5 serveurs)

Par portion : Calories : 313 ; Graisse : 23,5 g ; Glucides : 14,5 g ; Protéines : 14,5 g

Ingrédients

2 cuillères à soupe d'huile d'olive

1 oignon haché

1 feuille de céleri, hachée

1 carotte râpée

2 gousses d'ail, hachées

1 courgette hachée

5 tasses de soupe aux légumes

1 ¼ livres de haricots verts, parés et coupés en petits morceaux

2 tomates moyennes, en purée

Sel de mer et poivre noir fraîchement moulu au goût

1/2 cuillère à café de piment de Cayenne

1 cuillère à café d'origan

1/2 cuillère à café de fenouil séché

1/2 tasse d'olives Kalamata, dénoyautées et tranchées

adresses

Dans une casserole à fond épais, chauffer les olives à feu moyen. Faites maintenant revenir l'oignon, le céleri et la carotte pendant environ 4 minutes ou jusqu'à ce que les légumes soient tendres.

Ajouter l'ail et les courgettes et poursuivre la cuisson pendant 1 minute ou jusqu'à ce qu'ils soient parfumés.

Ajouter ensuite le bouillon de légumes, les haricots verts, les tomates, le sel, le poivre noir, le poivron rouge, l'origan et l'aneth séché ; porter à ébullition. Baisser immédiatement le feu à feu doux et laisser mijoter environ 15 minutes.

Verser dans des bols individuels et servir avec des olives tranchées. Bon appétit!

Crème de carotte

(Prêt en 30 minutes environ | 4 serveurs)

Par portion : Calories : 333 ; Matière grasse : 23 g ; Glucides : 26 g ; Protéines : 8,5 g

Ingrédients

2 cuillères à soupe d'huile de sésame

1 oignon haché

1 ½ livre de carottes, pelées et coupées en dés

1 persil haché

2 gousses d'ail, hachées

1/2 cuillère à café de curry en poudre

Sel de mer et poivre rouge au goût

4 tasses de soupe aux légumes

1 tasse de lait de coco sucré

adresses

Dans une casserole à fond épais, chauffer l'huile de sésame à feu moyen. Faire revenir les oignons, les carottes et le persil pendant env. 5 minutes en remuant à intervalles réguliers.

Ajouter l'ail et continuer à faire frire pendant 1 minute ou jusqu'à ce qu'il soit parfumé.

Ajouter ensuite le curry, le sel, le poivre de Cayenne et le bouillon de légumes; porter rapidement à ébullition. Réduire immédiatement le feu à feu doux et laisser mijoter 18 à 20 minutes.

Mixer la soupe au mixeur plongeant jusqu'à consistance crémeuse et onctueuse.

Remettre la purée dans la marmite. Ajouter le lait de coco et continuer à chauffer jusqu'à ce qu'il soit bien chaud ou environ 5 minutes de plus.

Répartir dans quatre bols et servir chaud. Bon appétit!

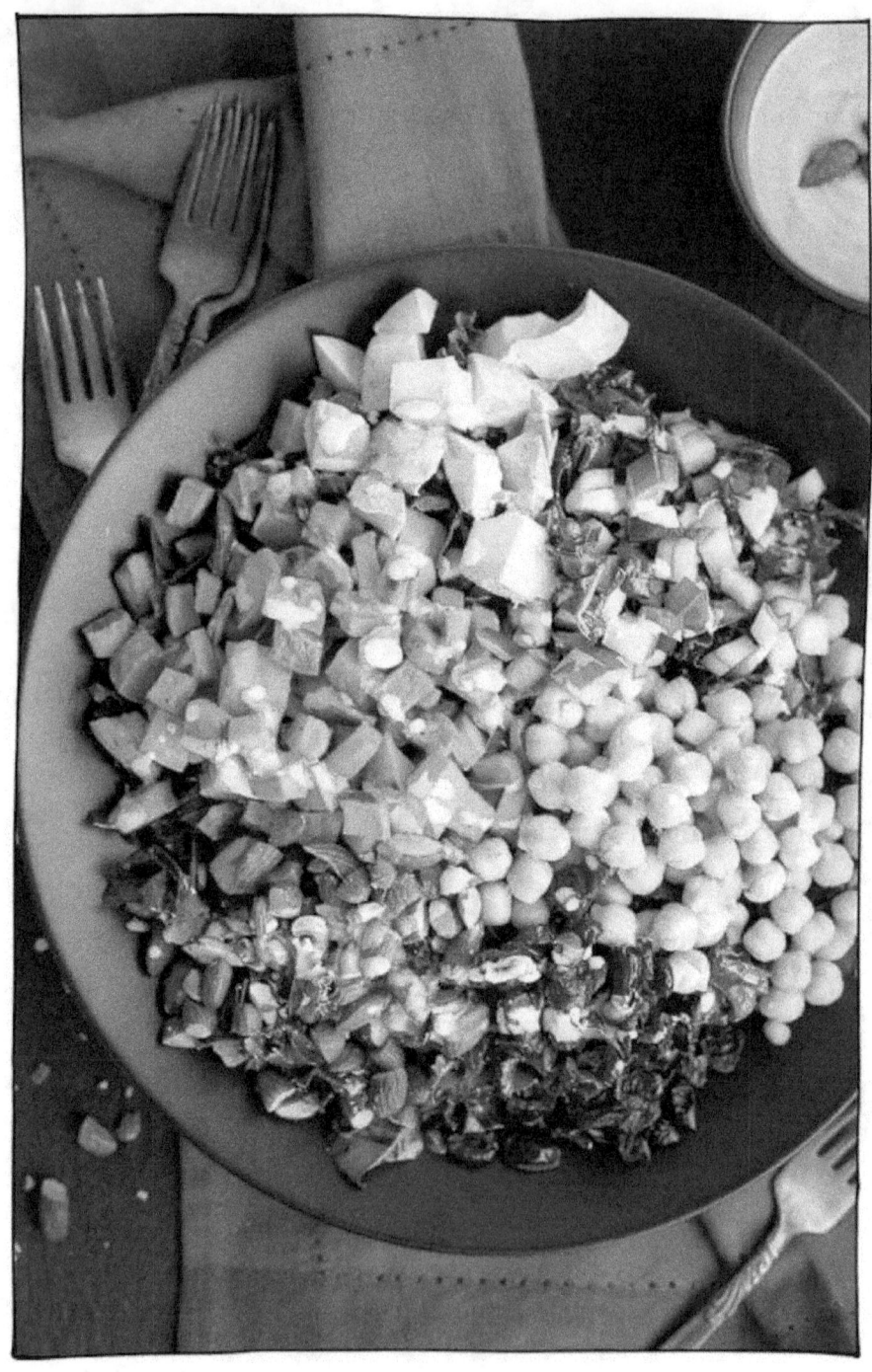

Salade de pizza non italienne

(Prêt en 15 minutes environ + temps de recharge | 4 serveurs)

Par portion : Calories : 595 ; Matière grasse : 17,2 g ; Glucides : 93 g ; Protéines : 16 g

Ingrédients

1 kilo de pâtes

1 tasse de champignons marinés, tranchés

1 tasse de tomates raisins, coupées en deux

4 cuillères à soupe de ciboulette hachée

1 cuillère à café d'ail haché

1 piment italien, tranché

1/4 tasse d'huile d'olive extra vierge

1/4 tasse de vinaigre balsamique

1 cuillère à café d'origan séché

1 cuillère à café de basilic séché

1/2 cuillère à café de romarin séché

Sel de mer et poivre rouge au goût

1/2 tasse d'olives noires, tranchées

adresses

Cuire les pâtes d'après les instructions sur l'emballage. Égouttez et rincez les pâtes. Laisser refroidir complètement, puis transférer dans un saladier.

Ajouter ensuite les autres ingrédients et mélanger jusqu'à ce que les pâtes soient bien enrobées.

Ajustez le goût et l'assaisonnement; Placez la salade de pizza au réfrigérateur jusqu'à utilisation. Bon appétit!

Soupe crémeuse aux légumes dorés

(Prêt en 45 minutes environ | 4 serveurs)

Par portion : Calories : 550 ; Matière grasse : 27,2 g ; Glucides : 70,4 g ; Protéines : 13,2 g

Ingrédients

2 cuillères à soupe d'huile d'avocat

1 oignon jaune, haché

2 pommes de terre Yukon Gold, pelées et coupées en dés

2 livres de courge musquée, pelée, évidée et coupée en dés

1 persil, paré et tranché

1 cuillère de pâte gingembre-ail

1 cuillère à soupe de poudre de curcuma

1 cuillère à soupe de graines de fenouil

1/2 cuillère à café de piment en poudre

1/2 cuillère à café d'épices pour tarte à la citrouille

Sel casher et poivre noir moulu au goût

3 tasses de soupe de légumes

1 tasse de lait de coco sucré

2 cuillères à soupe de graines de citrouille

adresses

Dans une casserole à fond épais, chauffer l'huile à feu moyen. Faites maintenant revenir les oignons, les pommes de terre, la courge musquée et les pommes de terre pendant environ 10 minutes en remuant régulièrement pour assurer une cuisson homogène.

Ajouter la pâte de gingembre et d'ail et poursuivre la cuisson pendant 1 minute ou jusqu'à ce qu'elle soit parfumée.

Ajoutez ensuite la poudre de curcuma, les graines de fenouil, la poudre de chili, les épices pour tarte à la citrouille, le sel, le poivre noir et le bouillon de légumes. porter à ébullition. Baissez immédiatement le feu et laissez cuire environ 25 minutes.

Mixer la soupe au mixeur plongeant jusqu'à consistance crémeuse et onctueuse.

Remettre la purée dans la marmite. Ajouter le lait de coco et continuer à chauffer jusqu'à ce qu'il soit bien chaud ou environ 5 minutes de plus.

Verser dans des bols individuels et servir garni de graines de citrouille. Bon appétit!

Boules d'énergie aux carottes

(Prêt en 10 minutes environ + temps de refroidissement | Pour 8 personnes)

Par portion : Calories : 495 ; Lipides : 21,1 g ; Glucides : 58,4 g ; Protéines : 22,1 g

Ingrédients

1 grosse carotte, râpée

1½ tasse de flocons d'avoine à l'ancienne

1 tasse de raisins secs

1 tasse de dattes, dommage

1 tasse de flocons de noix de coco

1/4 cuillère à café de clous de girofle écrasés

1/2 cuillère à café de cannelle moulue

adresses

Mélangez tous les ingrédients dans votre robot culinaire jusqu'à ce qu'ils soient lisses et collants.

Nous formons des boules de même taille avec la pâte.

Mettez-le au réfrigérateur jusqu'au moment de servir. Bon appétit!

Patates douces croustillantes

(Prêt en 25 minutes environ + temps de refroidissement | 4 serveurs)

Par portion : Calories : 215 ; Matière grasse : 4,5 g ; Glucides : 35 g ; Protéines : 8,7 g

Ingrédients

4 patates douces, pelées et râpées

2 œufs de chia

1/4 tasse de levure nutritionnelle

2 cuillères à soupe de tahini

2 cuillères de farine de pois chiche

1 cuillère à café de poudre d'oignon

1 cuillère à café de poudre d'ail

1 cuillère à café de paprika

Sel de mer et poivre noir moulu au goût

adresses

Commencez par préchauffer votre four à 395 degrés F. Commencez par tapisser une plaque à pâtisserie de papier parchemin ou d'un tapis silpat.

Bien mélanger tous les ingrédients jusqu'à ce que tout soit bien incorporé.

Rouler la pâte en boules régulières et réfrigérer environ 1 heure.

Faites cuire ces boules environ 25 minutes en les retournant à mi-cuisson. Bon appétit!

Petites carottes rôties glacées

(Prêt en 30 minutes environ | 6 serveurs)

Par portion : Calories : 165 ; Matière grasse : 10,1 g ; Glucides : 16,5 g ; Protéines : 1,4 g

Ingrédients

2 livres de petites carottes

1/4 tasse d'huile d'olive

1/4 tasse de vinaigre de cidre de pomme

1/2 cuillère à café de flocons de piment rouge

Sel de mer et poivre noir fraîchement moulu au goût

1 cuillère à soupe de sirop d'agave

2 cuillères de sauce soja

1 cuillère à soupe de coriandre fraîche, hachée

adresses

Commencez par préchauffer votre four à 395 degrés F.

Mélangez ensuite les carottes avec l'huile d'olive, le vinaigre, le poivron rouge, le sel, le poivre noir, le sirop d'agave et la sauce soja.

Griller les carottes environ 30 minutes en retournant la poêle une ou deux fois. Garnir de coriandre fraîche et servir. Bon appétit!

Frites de chou rôti

(Prêt en 20 minutes environ | Pour 8 personnes)

Par portion : Calories : 65 ; Lipides : 3,9 g ; Glucides : 5,3 g ; Protéines : 2,4 g

Ingrédients

2 bottes de chou frisé, feuilles séparées

2 cuillères à soupe d'huile d'olive

1/2 cc de graines de moutarde

1/2 cuillère à café de graines de céleri

1/2 cuillère à café d'origan séché

1/4 cuillère à café de cumin moulu

1 cuillère à café de poudre d'ail

Gros sel de mer et poivre noir moulu au goût

adresses

Préchauffez votre four à 340 degrés F. Commencez par tapisser une plaque à pâtisserie de papier parchemin ou de Sea Silpat.

Mélanger les feuilles de chou frisé avec le reste des ingrédients jusqu'à ce qu'elles soient bien enrobées.

Cuire au four préchauffé environ 13 minutes en retournant le moule une ou deux fois. Bon appétit!

Trempette au fromage et aux noix de cajou

(Prêt en 10 minutes environ | Pour 8 personnes)

Par portion : Calories : 115 ; Matière grasse : 8,6 g ; Glucides : 6,6 g ; Protéines : 4,4 g

Ingrédients

1 tasse de noix de cajou crues

1 citron fraîchement pressé

2 cuillères à soupe de tahini

2 cuillères à soupe de levure nutritionnelle

1/2 cuillère à café de poudre de curcuma

1/2 cuillère à café de flocons de piment rouge broyés

Sel de mer et poivre noir moulu au goût

adresses

Mettez tous les ingrédients dans le bol de votre robot culinaire. Mélanger jusqu'à consistance lisse, crémeuse et lisse. Vous pouvez ajouter un peu d'eau pour diluer au besoin.

Versez votre sauce dans un bol de service; Servir avec des bâtonnets de légumes, des chips ou des craquelins.

Bon appétit!

Trempette au houmous et au poivre

(Prêt en 10 minutes environ | Pour 10 personnes)

Par portion : Calories : 155 ; Matière grasse : 7,9 g ; Glucides : 17,4 g ; Protéines : 5,9 g

Ingrédients

20 oz de pois chiches en conserve ou bouillis, égouttés

1/4 tasse de tahini

2 gousses d'ail, hachées

2 cuillères à soupe de jus de citron fraîchement pressé

1/2 tasse de pois chiches liquides

2 poivrons rouges rôtis, épépinés et tranchés

1/2 cuillère à café de paprika

1 cuillère à café de basilic séché

Sel de mer et poivre noir moulu au goût

2 cuillères à soupe d'huile d'olive

adresses

Mélanger tous les ingrédients sauf l'huile dans votre mélangeur ou votre robot culinaire jusqu'à l'obtention de la consistance désirée.

Mettez-le au réfrigérateur jusqu'au moment de servir.

Servir avec des croustilles de pita ou des frites, si désiré. Bon appétit!

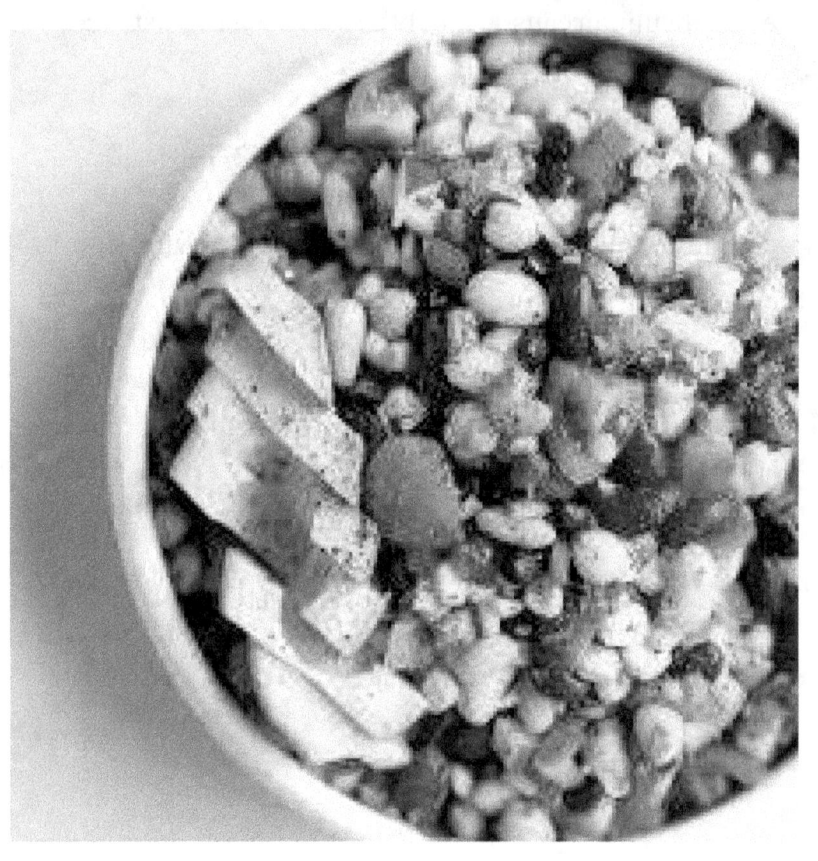

Mutabal libanais traditionnel

(Prêt en 10 minutes environ | 6 serveurs)

Par portion : Calories : 115 ; Matière grasse : 7,8 g ; Glucides : 9,8 g ; Protéines : 2,9 g

Ingrédients

1 kilo d'aubergine

1 oignon haché

1 cuillère à soupe de pâte d'ail

4 cuillères à soupe de tahini

1 cuillère à soupe d'huile de noix de coco

2 cuillères à soupe de jus de citron

1/2 cuillère à café de coriandre moulue

1/4 tasse de clous de girofle moulus

1 cuillère à café de poivron rouge

1 cuillère à café de paprika fumé

Sel de mer et poivre noir moulu au goût

adresses

Griller l'aubergine jusqu'à ce que la peau devienne noire; Épluchez les aubergines et placez-les dans le bol de votre robot culinaire.

Ajouter les ingrédients restants. Mélanger jusqu'à ce que tout soit bien incorporé.

Servir avec des crostini ou du pain pita, si désiré. Bon appétit!

Pois chiches rôtis à l'indienne

(Prêt en 10 minutes environ | Pour 8 personnes)

Par portion : Calories : 223 ; Matière grasse : 6,4 g ; Glucides : 32,2 g ; Protéines : 10,4 g

Ingrédients

2 tasses de pois chiches en conserve, égouttés

2 cuillères à soupe d'huile d'olive

1/2 cuillère à café d'ail en poudre

1/2 cuillère à café de paprika

1 cuillère à café de curry en poudre

1 cuillère à café de garam masala

Sel de mer et poivre rouge au goût

adresses

Séchez la cuisine avec du papier absorbant. Badigeonnez les biscuits d'huile d'olive.

Faites rôtir les pois chiches dans un four préchauffé à 400 degrés F pendant environ 25 minutes, en remuant une ou deux fois.

Remplissez votre cuisine d'épices et dégustez !

Avocat sauce tahini

(Prêt en 10 minutes environ | 4 serveurs)

Par portion : Calories : 304 ; Matière grasse : 25,7 g ; Glucides : 17,6 g ; Protéines : 6 g

Ingrédients

2 gros avocats, pelés et coupés en deux

4 cuillères à soupe de tahini

4 cuillères de sauce soja

1 cuillère à soupe de jus de citron

1/2 cuillère à café de flocons de piment rouge

Sel de mer et poivre noir moulu au goût

1 cuillère à café de poudre d'ail

adresses

Disposez les moitiés d'avocat sur une assiette de service.

Mélanger le tahini, la sauce soja, le jus de citron, le poivre de Cayenne, le sel, le poivre noir et la poudre d'ail dans un petit bol. Répartir la vinaigrette entre les moitiés d'avocat.

Bon appétit!

Bouchées de patates douces

(Prêt en 25 minutes environ + temps de refroidissement | 4 serveurs)

Par portion : Calories : 232 ; Matière grasse : 7,1 g ; Glucides : 37 g ; Protéines : 8,4 g

Ingrédients

1 ½ livre de patates douces, râpées

2 œufs de chia

1/2 tasse de farine ordinaire

1/2 tasse de chapelure

3 cuillères de houmous

Sel de mer et poivre noir au goût.

1 cuillère d'huile d'olive

1/2 tasse de sauce au jus

adresses

Commencez par préchauffer votre four à 395 degrés F.
Commencez par tapisser une plaque à pâtisserie de papier parchemin ou d'un tapis silpat.

Mélanger tous les ingrédients, sauf la vinaigrette, jusqu'à ce que tout soit bien incorporé.

Rouler la pâte en boules régulières et réfrigérer environ 1 heure.

Faites cuire ces boules environ 25 minutes en les retournant à mi-cuisson. Bon appétit!

Trempette aux poivrons grillés et aux tomates

(Prêt en 35 minutes environ | 10 serveurs)

Par portion : Calories : 90 ; Matière grasse : 5,7 g ; Glucides : 8,5 g ; Protéines : 1,9 g

Ingrédients

4 poivrons rouges

4 tomates

4 cuillères à soupe d'huile d'olive

1 oignon rouge, haché

4 gousses d'ail

4 tasses de boîtes de pois chiches égouttés

Sel de mer et poivre noir moulu au goût

adresses

Commencez par préchauffer votre four à 400 degrés F.

Placer les poivrons et les tomates sur une plaque recouverte de papier cuisson. Cuire au four environ 30 minutes; pelez les poivrons et placez-les dans votre robot culinaire avec les tomates rôties.

Pendant ce temps, faites chauffer 2 cuillères à soupe d'huile d'olive dans une poêle à feu moyen. Faire sauter l'oignon et l'ail pendant environ 5 minutes ou jusqu'à ce qu'ils soient ramollis.

Ajoutez les légumes sautés à votre robot culinaire. Ajouter la ciboulette, le sel, le poivre et le reste d'huile d'olive; mélanger jusqu'à consistance crémeuse et lisse.

Bon appétit!

Mélange de fête classique

(Prêt en 1 heure et 5 minutes environ | 15 portions)

Par portion : Calories : 290 ; Matière grasse : 12,2 g ; Glucides : 39 g ; Protéines : 7,5 g

Ingrédients

5 tasses de flocons de maïs végétaliens

3 tasses de mini bretzels végétaliens

1 tasse d'amandes grillées

1/2 tasse de graines de citrouille rôties

1 cuillère de levure alimentaire

1 cuillère à soupe de vinaigre balsamique

1 cuillère à soupe de sauce soja

1 cuillère à café de poudre d'ail

1/3 tasse de beurre végétalien

adresses

Commencez par préchauffer votre four à 250 degrés F. Tapisser une grande plaque à pâtisserie de papier parchemin ou d'un tapis silpat.

Placer le muesli, les bretzels, les amandes et les pipitas dans un bol de service.

Dans une petite casserole, faire fondre le reste des ingrédients à feu moyen. Verser la vinaigrette sur le mélange de céréales et de noix.

Cuire au four environ 1 heure, en remuant toutes les 15 minutes, jusqu'à ce qu'ils soient dorés et parfumés. Transférer sur une grille pour refroidir complètement. Bon appétit!

Crostinis à l'ail et à l'huile d'olive

(Prêt en 10 minutes environ | 4 serveurs)

Par portion : Calories : 289 ; Matière grasse : 8,2 g ; Glucides : 44,9 g ; Protéines : 9,5 g

Ingrédients

1 baguette de blé entier, tranchée

4 cuillères à soupe d'huile d'olive extra vierge

1/2 cuillère à café de sel de mer

3 gousses d'ail, coupées en deux

adresses

Préchauffez votre gril.

Badigeonnez chaque tranche de pain d'huile d'olive et saupoudrez de fleur de sel. Placer sous le gril préchauffé pendant environ 2 minutes ou jusqu'à ce qu'ils soient légèrement dorés.

Frotter chaque morceau de pain avec de l'ail et servir. Bon appétit!

Boulettes de viande végétaliennes classiques

(Prêt en 15 minutes environ | 4 serveurs)

Par portion : Calories : 159 ; Matière grasse : 9,2 g ; Glucides : 16,3 g ; Protéines : 2,9 g

Ingrédients

1 tasse de riz brun, cuit et refroidi

1 tasse de haricots en conserve ou cuits, égouttés

1 cuillère à café d'ail frais haché

1 petit oignon, haché

Sel de mer et poivre noir moulu au goût

1/2 cuillère à café de piment de Cayenne

1/2 cc de paprika fumé

1/2 cuillère à café de graines de coriandre

1/2 cuillère à café de graines de moutarde à la coriandre

2 cuillères à soupe d'huile d'olive

adresses

Bien mélanger tous les ingrédients sauf l'huile d'olive dans un bol. Bien mélanger, puis façonner le mélange en boules lisses avec les mains huilées.

Ensuite, faites chauffer l'huile d'olive dans une poêle antiadhésive à feu moyen. Une fois chauffées, faites frire les boulettes de viande pendant environ 10 minutes jusqu'à ce qu'elles soient dorées de tous les côtés.

Servir avec des pics à cocktail et régalez-vous !

Panais Balsamique Rôti

(Prêt en 30 minutes environ | 6 serveurs)

Par portion : Calories : 174 ; Matière grasse : 9,3 g ; Glucides : 22,2 g ; Protéines : 1,4 g

Ingrédients

1 ½ livre de persil, haché

1/4 tasse d'huile d'olive

1/4 tasse de vinaigre balsamique

1 cuillère à café de moutarde de Dijon

1 cuillère à soupe de graines de fenouil

Sel de mer et poivre noir moulu au goût

1 cuillère à café de mélange d'épices méditerranéennes

adresses

Mélanger tous les ingrédients dans un bol jusqu'à ce que le persil soit bien enrobé.

Faire rôtir le persil dans un four préchauffé à 400 degrés F pendant environ 30 minutes, en remuant à mi-cuisson.

Servir à température ambiante et déguster !

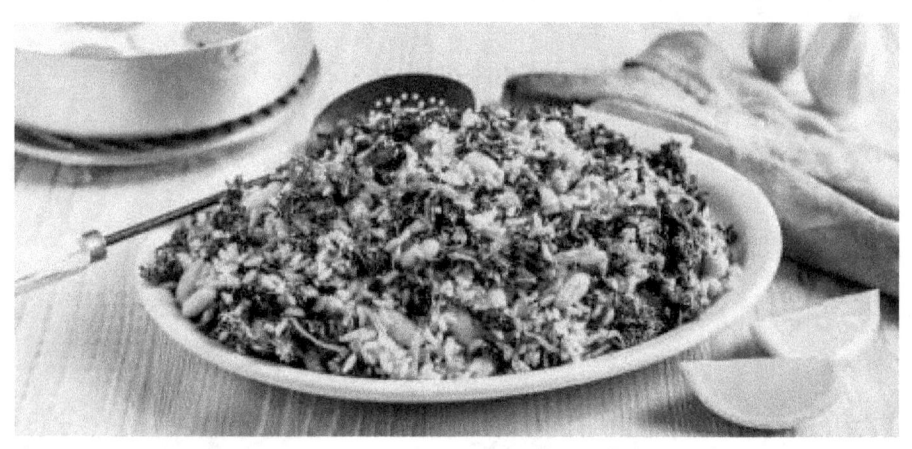

Baba ganoush traditionnel

(Prêt en 25 minutes environ | 8 serveurs)

Par portion : Calories : 104 ; Matière grasse : 8,2 g ; Glucides : 5,3 g ; Protéines : 1,6 g

Ingrédients

1 livre d'aubergines, tranchées

1 cuillère à café de gros sel de mer

3 cuillères à soupe d'huile d'olive

3 cuillères à soupe de jus de citron frais

2 gousses d'ail, hachées

3 cuillères de tahini

1/4 cuillère à café de clous de girofle écrasés

1/2 cuillère à café de cumin moulu

2 cuillères à soupe de persil frais haché

adresses

Frottez les tranches d'aubergines avec du sel marin. Ensuite, mettez-le dans une passoire et laissez-le reposer pendant environ 15 minutes ; égoutter, rincer et sécher avec du papier absorbant.

Griller l'aubergine jusqu'à ce que la peau devienne noire; Épluchez les aubergines et placez-les dans le bol de votre robot culinaire.

Ajouter l'huile d'olive, le jus de citron, l'ail, le tahini, les clous de girofle et le cumin. Mélanger jusqu'à ce que tout soit bien incorporé.

Décorez de feuilles de persil frais et dégustez !

Bouchées au beurre d'arachide

(Prêt en 5 minutes environ | 2 serveurs)

Par portion : Calories : 143 ; Lipides : 3,9 g ; Glucides : 26,3 g ; Protéines : 2,6 g

Ingrédients

8 dattes fraîches coupées en deux

8 cuillères à café de beurre de cacahuète

1/4 cuillère à café de cannelle moulue

adresses

Répartir le beurre de cacahuète entre les moitiés de dattes.

Saupoudrer de cannelle et servir immédiatement. Bon appétit!

Trempette aux fleurs de feu rôties

(Prêt en 30 minutes environ | Pour 7 personnes)

Par portion : Calories : 142 ; Matière grasse : 12,5 g ; Glucides : 6,3 g ; Protéines : 2,9 g

Ingrédients

1 livre de chou-fleur

1/4 tasse d'huile d'olive

4 cuillères à soupe de tahini

1/2 cuillère à café de paprika

Sel de mer et poivre noir moulu au goût

2 cuillères à soupe de jus de citron frais

2 gousses d'ail, hachées

adresses

Commencez par préchauffer le four à 420 degrés F. Commencez par mélanger le chou-fleur avec de l'huile d'olive et placez-le sur une plaque à pâtisserie tapissée de papier parchemin.

Cuire au four environ 25 minutes ou jusqu'à tendreté.

Mélanger ensuite le chou-fleur avec le reste des ingrédients en ajoutant le jus de cuisson au besoin.

Arroser d'un peu d'huile d'olive supplémentaire si désiré. Bon appétit!

rouleaux de courgettes légers

(Prêt en 10 minutes environ | Pour 5 personnes)

Par portion : Calories : 99 ; Matière grasse : 4,4 g ; Glucides : 12,1 g ; Protéines : 3,1 g

Ingrédients

1 tasse de houmous, de préférence fait maison

1 tomate moyenne, hachée

1 cuillère de moutarde

1/4 cuillère à café d'origan

1/2 cuillère à café de piment de Cayenne

Sel de mer et poivre noir moulu au goût

1 grosse courgette, coupée en lanières

2 cuillères à soupe de basilic frais haché

2 cuillères à soupe de persil frais haché

adresses

Mélanger le houmous, la tomate, la moutarde, l'origan, le poivre de Cayenne, le sel et le poivre noir dans un bol jusqu'à ce qu'ils soient bien mélangés.

Répartir la garniture entre les lanières de courge et étaler uniformément. Rouler la courge et garnir de basilic frais et de persil.

Bon appétit!

Croustilles Chipotle

(Prêt en 45 minutes environ | 4 serveurs)

Par portion : Calories : 186 ; Matière grasse : 7,1 g ; Glucides : 29,6 g ; Protéines : 2,5 g

Ingrédients

4 patates douces moyennes, pelées et coupées en morceaux

2 cuillères à soupe d'huile d'arachide

Sel de mer et poivre noir moulu au goût

1 cuillère à café de piment chipotle en poudre

1/4 cuillère à café de poivre moulu

1 cuillère à café de cassonade

1 cuillère à café de romarin séché

adresses

Mélanger les patates douces avec le reste des ingrédients.

Faites cuire vos beignets à 375 degrés F pendant environ 45 minutes ou jusqu'à ce qu'ils soient dorés; assurez-vous de remuer les frites une ou deux fois.

Servir avec votre sauce préférée, si désiré. Bon appétit!

Sauce aux haricots cannellinis

(Prêt en 10 minutes environ | 6 serveurs)

Par portion : Calories : 123 ; Matière grasse : 4,5 g ; Glucides : 15,6 g ; Protéines : 5,6 g

Ingrédients

10 onces de haricots cannellini cannellini, égouttés

1 gousse d'ail hachée

2 poivrons grillés, tranchés

Poivre noir fraîchement moulu au goût

1/2 cuillère à café de cumin moulu

1/2 cc de graines de moutarde

1/2 cuillère à café de feuilles de laurier moulues

3 cuillères de tahini

2 cuillères à soupe de persil italien frais, haché

adresses

Mettez tous les ingrédients sauf le persil dans le bol de votre mixeur ou robot culinaire. Blitz jusqu'à ce que le tout soit bien mélangé.

Verser la sauce dans un bol de service et garnir de persil frais.

Servir avec du pain pita, des chips de tortilla ou des bâtonnets de légumes, si désiré. Apprécier!

Chou-fleur rôti épicé

(Prêt en 25 minutes environ | 6 serveurs)

Par portion : Calories : 115 ; Matière grasse : 9,3 g ; Glucides : 6,9 g ; Protéines : 5,6 g

Ingrédients

1½ livre de chou-fleur

1/4 tasse d'huile d'olive

4 cuillères à soupe de vinaigre de cidre de pomme

2 gousses d'ail, écrasées

1 cuillère à café de basilic séché

1 cuillère à café d'origan séché

Sel de mer et poivre noir moulu au goût

adresses

Commencez par préchauffer votre four à 420 degrés F.

Faire du chou-fleur avec le reste des ingrédients.

Disposez le chou-fleur sur une plaque recouverte de papier cuisson. Faire rôtir le chou-fleur dans le four préchauffé pendant environ 25 minutes ou jusqu'à ce qu'il soit légèrement carbonisé.

Bon appétit!

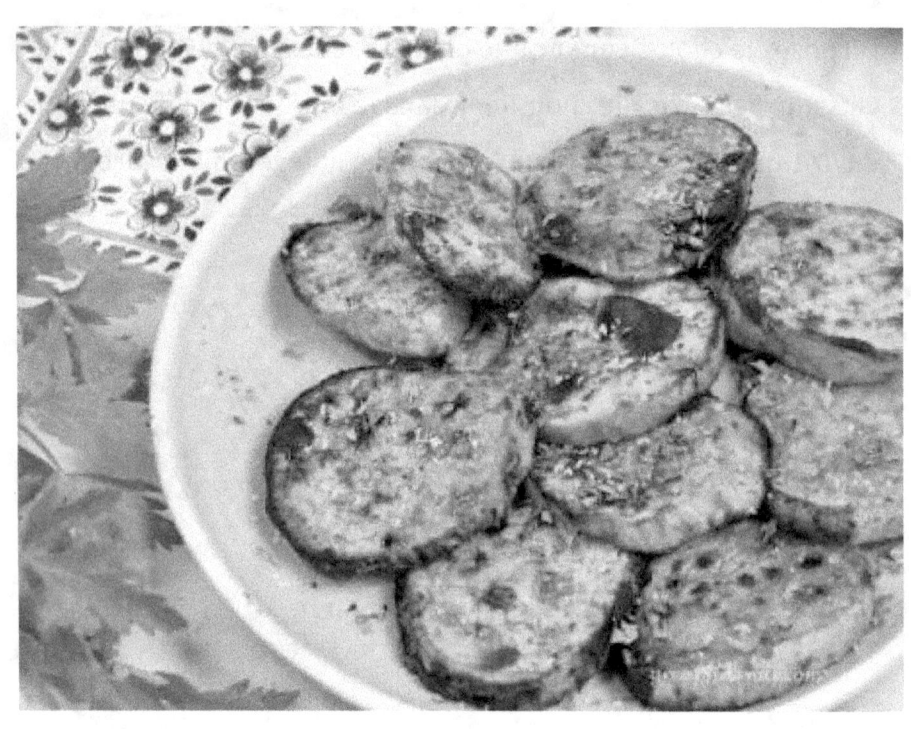

Toum libanais léger

(Prêt en 10 minutes environ | 6 serveurs)

Par portion : Calories : 252 ; Matière grasse : 27 g ; Glucides : 3,1 g ; Protéines : 0,4 g

Ingrédients

2 gousses d'ail

1 cuillère à café de gros sel de mer

1½ dl d'huile d'olive

1 citron fraîchement pressé

2 tasses de carottes, coupées en allumettes

adresses

Dans votre robot culinaire à haute vitesse, réduire l'ail et le sel en purée jusqu'à consistance crémeuse et lisse, en raclant les parois du bol.

Ajouter progressivement l'huile d'olive et le jus de citron en alternant ces deux ingrédients pour créer une sauce aérienne.

Remuer jusqu'à ce que la sauce épaississe. Servir avec des bâtonnets de carottes et régalez-vous !

Avocat avec vinaigrette épicée au gingembre

(Prêt en 10 minutes environ | 4 serveurs)

Par portion : Calories : 295 ; Matières grasses : 28,2 g ; Glucides : 11,3 g ; Protéines : 2,3 g

Ingrédients

2 avocats, pelés et coupés en deux

1 gousse d'ail, écrasée

1 cuillère à café de gingembre frais, pelé et haché

2 cuillères à soupe de vinaigre balsamique

4 cuillères à soupe d'huile d'olive extra vierge

Sel casher et poivre noir moulu au goût

adresses

Disposez les moitiés d'avocat sur une assiette de service.

Mélanger l'ail, le gingembre, le vinaigre, l'huile d'olive, le sel et le poivre noir dans un petit bol. Répartir la vinaigrette entre les moitiés d'avocat.

Bon appétit!

Mélange de collations aux pois chiches

(Prêt en 30 minutes environ | Pour 8 personnes)

Par portion : Calories : 109 ; Matière grasse : 7,9 g ; Glucides : 7,4 g ; Protéines : 3,4 g

Ingrédients

1 tasse de pois chiches rôtis, égouttés

2 cuillères à soupe d'huile de noix de coco fondue

1/4 tasse de graines de citrouille crues

1/4 tasse de moitiés de noix crues

1/3 tasse de cerises séchées

adresses

Séchez la cuisine avec du papier absorbant. Badigeonnez les biscuits d'huile de noix de coco.

Faites rôtir les pois chiches dans un four préchauffé à 380 degrés F pendant environ 20 minutes, en remuant une ou deux fois.

Mélanger les pois chiches avec les graines de citrouille et les moitiés de noix. Poursuivre la cuisson jusqu'à ce que les pacanes soient parfumées, environ 8 minutes; laisser refroidir complètement.

Ajouter les cerises séchées et remuer pour combiner. Bon appétit!

Sauce Muhammara revisitée

(Prêt en 35 minutes environ | Pour 9 personnes)

Par portion : Calories : 149 ; Matière grasse : 11,5 g ; Glucides : 8,9 g ; Protéines : 2,4 g

Ingrédients

3 poivrons rouges

5 cuillères à soupe d'huile d'olive

2 gousses d'ail, hachées

1 tomate hachée

3/4 tasse de pain

2 cuillères à soupe de mélasse

1 cuillère à café de cumin moulu

1/4 graines de tournesol séchées

1 piment Maras, haché

2 cuillères à soupe de tahini

Sel de mer et poivre rouge au goût

adresses

Commencez par préchauffer votre four à 400 degrés F.

Déposer les poivrons sur une plaque de cuisson recouverte de papier cuisson. Cuire au four environ 30 minutes; épluchez les poivrons et placez-les dans votre robot culinaire.

Pendant ce temps, faites chauffer 2 cuillères à soupe d'huile d'olive dans une poêle à feu moyen. Faire sauter l'ail et les tomates pendant environ 5 minutes ou jusqu'à ce qu'ils soient tendres.

Ajoutez les légumes sautés à votre robot culinaire. Ajouter le reste des ingrédients et mélanger jusqu'à consistance crémeuse et lisse.

Bon appétit!

Crostinis aux épinards, pois chiches et ail

(Prêt en 10 minutes environ | 6 serveurs)

Par portion : Calories : 242 ; Lipides : 6,1 g ; Glucides : 38,5 g ; Protéines : 8,9 g

Ingrédients

1 baguette, tranchée

4 cuillères à soupe d'huile d'olive extra vierge

Sel de mer et poivre rouge au goût

3 gousses d'ail, hachées

1 tasse de pois chiches cuits, égouttés

2 tasses d'épinards

1 cuillère à soupe de jus de citron frais

adresses

Préchauffez votre gril.

Badigeonner les tranches de pain avec 2 cuillères à soupe d'huile d'olive et saupoudrer de sel marin et de poivre rouge. Placer sous le gril préchauffé pendant environ 2 minutes ou jusqu'à ce qu'ils soient légèrement dorés.

Mélanger l'ail, la ciboulette, les épinards, le jus de citron et les 2 cuillères à soupe d'huile d'olive restantes dans un bol.

Verser le mélange de pois chiches sur chaque toast. Bon appétit!

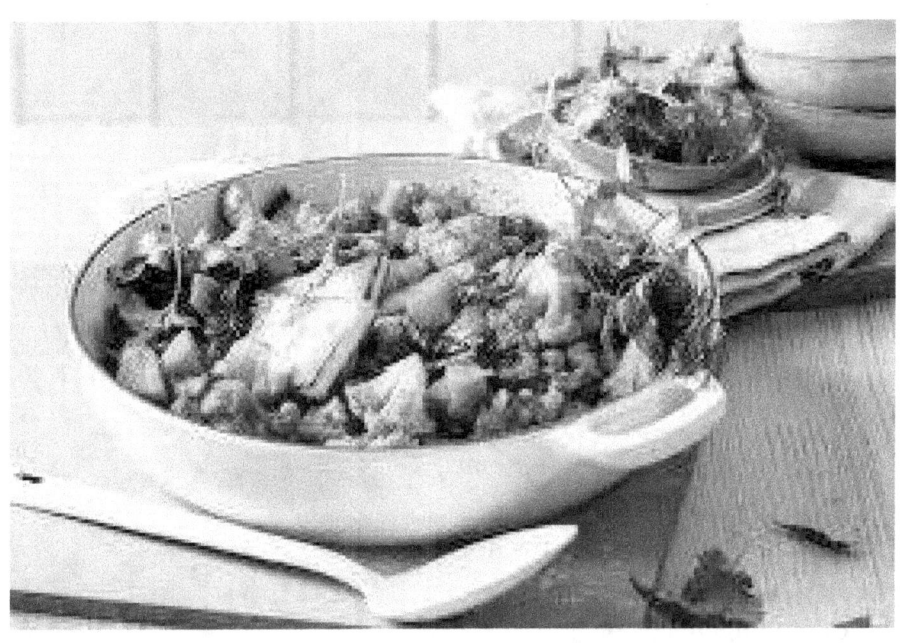

"Boulettes de viande" aux champignons et haricots cannellini

(Prêt en 15 minutes environ | 4 serveurs)

Par portion : Calories : 195 ; Lipides : 14,1 g ; Glucides : 13,2 g ; Protéines : 3,9 g

Ingrédients

4 cuillères à soupe d'huile d'olive

1 tasse de champignons hachés

1 oignon haché

2 gousses d'ail, hachées

1 tasse de haricots cannellini en conserve ou cuits, égouttés

1 tasse de quinoa cuit

Sel de mer et poivre noir moulu au goût

1 cuillère à café de paprika fumé

1/2 cuillère à café de flocons de piment rouge

1 cuillère à soupe de graines de moutarde

1/2 cuillère à café de fenouil séché

adresses

Faites chauffer 2 cuillères à soupe d'huile d'olive dans une poêle antiadhésive. Lorsqu'ils sont chauds, cuire les champignons et les échalotes pendant 3 minutes ou jusqu'à ce qu'ils soient ramollis.

Ajouter l'ail, les haricots, le quinoa et les épices. Bien mélanger, puis façonner le mélange en boules lisses avec les mains huilées.

Ensuite, faites chauffer les 2 cuillères à soupe d'huile d'olive restantes dans une poêle antiadhésive à feu moyen. Une fois chauffées, faites frire les boulettes de viande pendant environ 10 minutes jusqu'à ce qu'elles soient dorées de tous les côtés.

Servir avec des pics à cocktail. Bon appétit!

Concombres avec houmous

(Prêt en 10 minutes environ | 6 serveurs)

Par portion : Calories : 88 ; Matière grasse : 3,6 g ; Glucides : 11,3 g ; Protéines : 2,6 g

Ingrédients

1 tasse de houmous, de préférence fait maison

2 gros dés de tomates

1/2 cuillère à café de flocons de piment rouge

Sel de mer et poivre noir moulu au goût

2 concombres anglais, tranchés

adresses

Répartir la sauce houmous entre les tranches de concombre.

Garnissez-les de tomates; saupoudrer de flocons de piment rouge, de sel et de poivre noir sur chaque concombre.

Servir très frais et déguster !

Bouchées de jalapeno farcies

(Prêt en 15 minutes environ | 6 serveurs)

Par portion : Calories : 108 ; Matière grasse : 6,6 g ; Glucides : 7,3 g ; Protéines : 5,3 g

Ingrédients

1/2 tasse de graines de tournesol crues, trempées toute la nuit et égouttées

4 cuillères à soupe de ciboulette hachée

1 cuillère à café d'ail haché

3 cuillères à soupe de levure nutritionnelle

1/2 tasse de crème d'oignon

1/2 cuillère à café de piment de Cayenne

1/2 cc de graines de moutarde

12 jalapeños, coupés en deux et épépinés

1/2 tasse de chapelure

adresses

Dans votre robot culinaire ou votre mélangeur à grande vitesse, mélangez les graines de tournesol crues, les oignons verts, l'ail, la levure nutritionnelle, le bouillon, le poivre de Cayenne et les graines de moutarde jusqu'à ce qu'ils soient bien mélangés.

Versez le mélange dans les jalapeños et couvrez-les de chapelure.

Cuire au four préchauffé à 400 degrés F pendant env. 13 minutes ou jusqu'à ce que le poivre soit tendre. Servir chaud.

Bon appétit!

Rondelles d'oignon mexicaines

(Prêt en 35 minutes environ | 6 serveurs)

Par portion : Calories : 213 ; Matière grasse : 10,6 g ; Glucides : 26,2 g ; Protéines : 4,3 g

Ingrédients

2 oignons moyens, coupés en rondelles

1/4 tasse de farine tout usage

1/4 tasse de farine d'épeautre

1/3 tasse de lait de riz, non sucré

1/3 tasse Al

Sel de mer et poivre noir moulu au goût

1/2 cuillère à café de piment de Cayenne

1/2 cc de graines de moutarde

1 tasse de croustilles tortillas, émiettées

1 cuillère d'huile d'olive

adresses

Commencez par préchauffer votre four à 420 degrés F.

Dans un bol peu profond, mélanger la farine, le lait et la bière.

Dans un autre bol peu profond, mélanger les épices avec les croustilles de tortilla écrasées. Presser les rondelles d'oignon dans le mélange de farine.

Ensuite, roulez-le sur le mélange d'épices et appuyez pour bien enrober.

Placer les rondelles d'oignon dans une poêle recouverte de papier cuisson. Badigeonnez d'huile d'olive et enfournez pour environ 30 minutes. Bon appétit!

Racines de légumes rôties

(Prêt en 35 minutes environ | 6 serveurs)

Par portion : Calories : 261 ; Matière grasse : 18,2 g ; Glucides : 23,3 g ; Protéines : 2,3 g

Ingrédients

1/4 tasse d'huile d'olive

2 carottes, pelées et coupées en morceaux de 1 ½ pouce

2 persil, pelé et coupé en morceaux de 1 ½ pouce

1 feuille de céleri, pelée et coupée en morceaux de 1 ½ pouce

1 livre de patate douce, pelée et coupée en morceaux de 1 ½ pouce

1/4 tasse d'huile d'olive

1 cuillère à soupe de graines de moutarde

1/2 cuillère à café de basilic

1/2 cuillère à café d'origan

1 cuillère à café de poivron rouge

1 cuillère à café de thym sec

Sel de mer et poivre noir moulu au goût

adresses

Mélanger les légumes avec le reste des ingrédients jusqu'à ce qu'ils soient bien enrobés.

Rôtir les légumes dans un four préchauffé à 400 degrés F pendant environ 35 minutes, en remuant à mi-cuisson.

Goûtez, assaisonnez et servez chaud. Bon appétit!

Trempette à l'houmous à l'indienne

(Prêt en 10 minutes environ | Pour 10 personnes)

Par portion : Calories : 171 ; Matières grasses : 10,4 g ; Glucides : 15,3 g ; Protéines : 5,4 g

Ingrédients

20 oz de pois chiches en conserve ou bouillis, égouttés

1 cuillère à café d'ail haché

1/4 tasse de tahini

1/4 tasse d'huile d'olive

1 citron vert fraîchement pressé

1/4 cuillère à café de curcuma

1/2 cuillère à café de cumin en poudre

1 cuillère à café de curry en poudre

1 cuillère à soupe de graines de coriandre

1/4 tasse de pois chiches liquides, ou plus au besoin

2 cuillères à soupe de coriandre fraîche, hachée

adresses

Mélangez la ciboulette, l'ail, le tahini, l'huile d'olive, le citron vert, le curcuma, le cumin, la poudre de curry et les graines de coriandre dans votre mélangeur ou votre robot culinaire.

Mélanger jusqu'à la consistance désirée, ajouter progressivement le jus de pois chiche.

Mettez-le au réfrigérateur jusqu'au moment de servir. Garnir de coriandre fraîche.

Servir avec du pain naan ou des bâtonnets de légumes si désiré. Bon appétit!

Fèves au lard et trempette aux carottes

(Prêt en 55 minutes environ | Pour 10 personnes)

Par portion : Calories : 121 ; Matière grasse : 8,3 g ; Glucides : 11,2 g ; Protéines : 2,8 g

Ingrédients

1½ livre de carottes, hachées

2 cuillères à soupe d'huile d'olive

4 cuillères à soupe de tahini

8 onces de haricots cannellini, égouttés

1 cuillère à café d'ail haché

2 cuillères à soupe de jus de citron

2 cuillères de sauce soja

Sel de mer et poivre noir moulu au goût

1/2 cuillère à café de paprika

1/2 cuillère à café de fenouil séché

1/4 tasse de graines de citrouille rôties

adresses

Commencez par préchauffer votre four à 390 degrés F. Tapisser une plaque à pâtisserie de papier parchemin.

Maintenant, mélangez les carottes avec de l'huile d'olive et placez-les dans la poêle préparée.

Griller les carottes pendant environ 50 minutes ou jusqu'à ce qu'elles soient tendres. Transférer les carottes rôties dans le bol de votre robot culinaire.

Ajouter le tahini, les haricots, l'ail, le jus de citron, la sauce soja, le sel, le poivre noir, le paprika et l'aneth. Mélangez jusqu'à ce que votre sauce soit crémeuse et lisse.

Garnir de graines de citrouille grillées et servir avec la marmite de votre choix. Bon appétit!

Sushi de courgettes rapide et facile

(Prêt en 10 minutes environ | Pour 5 personnes)

Par portion : Calories : 129 ; Lipides : 6,3 g ; Glucides : 15,9 g ; Protéines : 2,5 g

Ingrédients

1 tasse de riz cuit

1 carotte râpée

1 petit oignon haché

1 avocat, tranché

1 gousse d'ail hachée

Sel de mer et poivre noir moulu au goût

1 courgette moyenne, coupée en lanières

Sauce wasabi, pour servir

adresses

Dans un bol, bien mélanger le riz, la carotte, l'oignon, l'avocat, l'ail, le sel et le poivre noir.

Répartir la garniture entre les lanières de courge et étaler uniformément. Rouler les courgettes et servir avec la sauce wasabi.

Bon appétit!

Tomates cerises au houmous

(Prêt en 10 minutes environ | Pour 8 personnes)

Par portion : Calories : 49 ; Matière grasse : 2,5 g ; Glucides : 4,7 g ; Protéines : 1,3 g

Ingrédients

1/2 tasse de houmous, de préférence fait maison

2 cuillères à soupe de mayonnaise végétalienne

1/4 tasse de citron haché

16 tomates cerises, retirer la pulpe

2 cuillères à soupe de coriandre fraîche hachée

adresses

Bien mélanger le houmous, la mayonnaise et l'oignon dans un bol.

Répartir le mélange de houmous entre les tomates. Garnir de coriandre fraîche et servir.

Bon appétit!

Champignons au four

(Prêt en 20 minutes environ | 4 serveurs)

Par portion : Calories : 136 ; Matières grasses : 10,5 g ; Glucides : 7,6 g ; Protéines : 5,6 g

Ingrédients

1 ½ livre de champignons, nettoyés

3 cuillères à soupe d'huile d'olive

3 gousses d'ail, hachées

1 cuillère à café d'origan séché

1 cuillère à café de basilic séché

1/2 cuillère à café de romarin séché

Sel casher et poivre noir moulu au goût

adresses

Mélanger les champignons avec les ingrédients restants.

Déposez les champignons sur une plaque recouverte de papier cuisson.

Faites rôtir les champignons dans un four préchauffé à 420 degrés F pendant environ 20 minutes ou jusqu'à ce qu'ils soient tendres et parfumés.

Disposez les champignons sur une assiette et servez avec des pics à cocktail. Bon appétit!

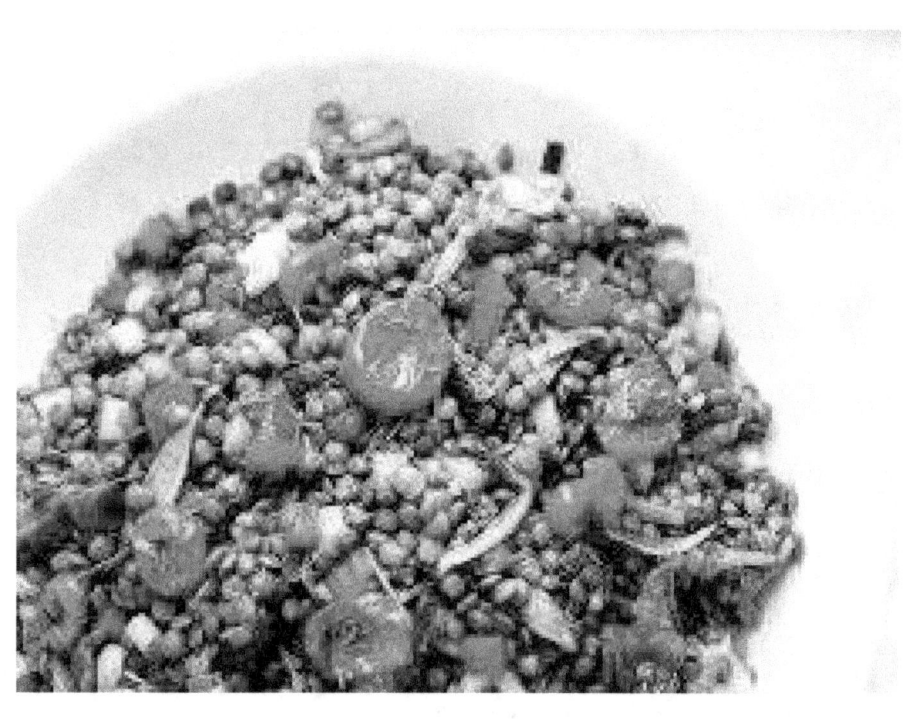

Frites au fromage de chou frisé

(Prêt en 1h30 environ | 6 serveurs)

Par portion : Calories : 121 ; Matière grasse : 7,5 g ; Glucides : 8,4 g ; Protéines : 6,5 g

Ingrédients

1/2 tasse de graines de tournesol, trempées toute la nuit et égouttées

1/2 tasse de noix de cajou, trempées toute la nuit et égouttées

1/3 tasse de levure nutritionnelle

2 cuillères à soupe de jus de citron

1 cuillère à café de poudre d'oignon

1 cuillère à café de poudre d'ail

1 cuillère à café de paprika

Sel de mer et poivre noir moulu au goût

1/2 tasse d'eau

4 tasses de chou frisé, haché

adresses

Dans votre robot culinaire ou votre mélangeur à grande vitesse, mélangez les graines de tournesol crues, les noix de cajou, la levure alimentaire, le jus de citron, la poudre d'oignon, la poudre d'ail, le paprika, le sel, le poivre noir moulu et l'eau jusqu'à ce qu'ils soient bien mélangés.

Verser le mélange sur les feuilles de chou frisé et remuer jusqu'à ce qu'il soit bien enrobé.

Cuire au four préchauffé à 220 degrés F pendant environ 1 heure et 30 minutes ou jusqu'à ce qu'ils soient croustillants.

Bon appétit!

Bol d'avocat avec houmous

(Prêt en 10 minutes environ | 4 serveurs)

Par portion : Calories : 297 ; Matières grasses : 21,2 g ; Glucides : 23,9 g ; Protéines : 6 g

Ingrédients

1 cuillère à soupe de jus de citron frais

2 avocats mûrs, coupés en deux et tranchés

8 onces de houmous

1 gousse d'ail hachée

1 tomate moyenne, hachée

Sel de mer et poivre noir moulu au goût

1/2 cuillère à café de poudre de curcuma

1/2 cuillère à café de piment de Cayenne

1 cuillère à soupe de tahini

adresses

Pressez du jus de citron frais sur les moitiés d'avocat.

Mélanger le houmous, l'ail, la tomate, le sel, le poivre noir, la poudre de curcuma, le poivre de Cayenne et le tahini. Versez la garniture sur vos avocats.

Sers immédiatement.

Champignons farcis au nacho

(Prêt en 25 minutes environ | 5 serveurs)

Par portion : Calories : 210 ; Matières grasses : 13,4 g ; Glucides : 17,7 g ; Protéines : 6,9 g

Ingrédients

1 tasse de croustilles tortillas, émiettées

1 tasse de haricots noirs cuits ou en conserve, égouttés

4 cuillères à soupe de beurre végétalien

2 cuillères à soupe de tahini

4 cuillères à soupe de ciboulette hachée

1 cuillère à café d'ail haché

1 jalapeño haché

1 cuillère à café d'origan mexicain

1 cuillère à café de poivre de Cayenne

Sel de mer et poivre noir moulu au goût

15 champignons moyens, nettoyés, sans pieds

adresses

Bien mélanger tous les ingrédients, sauf les champignons, dans un bol.

Répartir le mélange de nachos entre vos champignons.

Cuire au four préchauffé à 350 degrés F pendant environ 20 minutes ou jusqu'à ce qu'ils soient tendres et bien cuits. Bon appétit!

Wrap de salade avec houmous et avocat

(Prêt en 10 minutes environ | 6 serveurs)

Par portion : Calories : 115 ; Matière grasse : 6,9 g ; Glucides : 11,6 g ; Protéines : 2,6 g

Ingrédients

1/2 tasse de houmous

1 tomate hachée

1 carotte râpée

1 avocat moyen, pelé et coupé en dés

1 cuillère à café de vinaigre blanc

1 cuillère à café de sauce soja

1 cuillère à café de sirop d'agave

1 cuillère à soupe de sauce sriracha

1 cuillère à café d'ail haché

1 cuillère à café de gingembre fraîchement râpé

Sel casher et poivre noir moulu au goût

1 tête de laitue beurre, fendue en feuilles

adresses

Bien mélanger le houmous, les tomates, la carotte et l'avocat. Mélanger le vinaigre blanc, la sauce soja, le sirop d'agave, la sauce Sriracha, l'ail, le gingembre, le sel et le poivre noir.

Répartir la garniture entre les feuilles de laitue, les rouler et servir avec la vinaigrette à côté.

Bon appétit!

Choux de Bruxelles rôtis

(Prêt en 35 minutes environ | 6 serveurs)

Par portion : Calories : 151 ; Matière grasse : 9,6 g ; Glucides : 14,5 g ; Protéines : 5,3 g

Ingrédients

  2 kilogrammes de choux de Bruxelles

  1/4 tasse d'huile d'olive

  Gros sel de mer et poivre noir moulu au goût

  1 cuillère à café de poivron rouge

  1 cuillère à café d'origan séché

  1 cuillère à café de persil séché

  1 cuillère à soupe de graines de moutarde

adresses

Mélanger les choux de Bruxelles avec le reste des ingrédients jusqu'à ce qu'ils soient bien enrobés.

Rôtir les légumes dans un four préchauffé à 400 degrés F pendant environ 35 minutes, en remuant à mi-cuisson.

Goûtez, assaisonnez et servez chaud. Bon appétit!

Poppers de patates douces Poblano

(Prêt en 25 minutes environ | 7 serveurs)

Par portion : Calories : 145 ; Matière grasse : 3,6 g ; Glucides : 24,9 g ; Protéines : 5,3 g

Ingrédients

1/2 livre de chou-fleur, paré et tranché

1 livre de patates douces, pelées et coupées en dés

1/2 tasse de lait de cajou, non sucré

1/4 tasse de mayonnaise végétalienne

1/2 cuillère à café de curry en poudre

1/2 cuillère à café de piment de Cayenne

1/4 cuillère à café de fenouil séché

Poivre noir de la mer et moulu au goût

1/2 tasse de chapelure fraîche

14 piments poblano frais, coupés en deux, épépinés

adresses

Faire bouillir le chou-fleur et les patates douces pendant environ 10 minutes ou jusqu'à ce qu'ils soient tendres. Maintenant, vous les faites avec du lait de cajou.

Ajouter la mayonnaise végétalienne, la poudre de cari, le poivre de Cayenne, l'aneth, le sel et le poivre noir.

Verser le mélange sur les poivrons et les recouvrir de pain.

Cuire au four préchauffé à 400 degrés F pendant env. 13 minutes ou jusqu'à ce que le poivre soit tendre.

Bon appétit!

Frites de courgettes rôties

(Prêt en 1h30 environ | 7 serveurs)

Par portion : Calories : 48 ; Matière grasse : 4,2 g ; Glucides : 2 g ; Protéines : 1,7 g

Ingrédients

1 livre de courgettes, tranchées de 1/8 de pouce d'épaisseur

2 cuillères à soupe d'huile d'olive

1/2 cuillère à café d'origan séché

1/2 cuillère à café de basilic séché

1/2 cuillère à café de flocons de piment rouge

Sel de mer et poivre noir moulu au goût

adresses

Mélanger les courgettes avec le reste des ingrédients.

Disposer les tranches de courge en une seule couche sur une plaque à pâtisserie tapissée de papier parchemin.

Cuire au four à 235 degrés F pendant environ 90 minutes jusqu'à ce qu'ils soient croustillants et dorés. Les chips de courgettes deviendront croustillantes en refroidissant.

Bon appétit!

authentique sauce libanaise

(Prêt en 10 minutes environ | pour 12 personnes)

Par portion : Calories : 117 ; Matière grasse : 6,6 g ; Glucides : 12,2 g ; Protéines : 4,3 g

Ingrédients

- 2 (15 onces) boîtes de haricots garbanzo / haricots garbanzo
- 4 cuillères à soupe de jus de citron
- 4 cuillères à soupe de tahini
- 2 cuillères à soupe d'huile d'olive
- 1 cuillère de pâte gingembre-ail
- 1 cuillère à café de mélange libanais de 7 épices
- Sel de mer et poivre noir moulu au goût
- 1/3 tasse de pois chiches liquides

adresses

Mélangez les pois chiches, le jus de citron, le tahini, l'huile d'olive, la pâte de gingembre et d'ail et les épices dans votre mélangeur ou votre robot culinaire.

Mélanger jusqu'à la consistance désirée, ajouter progressivement le jus de pois chiche.

Mettez-le au réfrigérateur jusqu'au moment de servir. Servir avec des quartiers de légumes si désiré. Bon appétit!

Muffins végétaliens à l'avoine

(Prêt en 15 minutes environ | 4 serveurs)

Par portion : Calories : 284 ; Matières grasses : 10,5 g ; Glucides : 38,2 g ; Protéines : 10,4 g

Ingrédients

1 tasse de flocons d'avoine

1 tasse de pois chiches cuits ou en conserve

2 gousses d'ail, hachées

1 cuillère à café de poudre d'oignon

1/2 cuillère à café de cumin en poudre

1 cuillère à café de flocons de persil séché

1 cuillère à café de basilic séché

1 cuillère à soupe de graines de chia trempées dans 2 cuillères à soupe d'eau

Quelques gouttes de vapeur liquide

Sel de mer et poivre noir fraîchement moulu au goût

2 cuillères à soupe d'huile d'olive

adresses

Bien mélanger les ingrédients, sauf l'huile d'olive. Bien mélanger, puis façonner le mélange en boules lisses avec les mains huilées.

Ensuite, faites chauffer l'huile d'olive dans une poêle antiadhésive à feu moyen. Une fois chauffées, faites frire les boulettes de viande pendant environ 10 minutes jusqu'à ce qu'elles soient dorées de tous les côtés.

Placer les boulettes de viande sur une assiette de service et servir avec des pics à cocktail. Bon appétit!

Pepper Boat avec sauce à la mangue

(Prêt en 5 minutes environ | 4 serveurs)

Par portion : Calories : 74 ; Matières grasses : 0,5 g ; Glucides : 17,6 g ; Protéines : 1,6 g

Ingrédients

1 mangue, pelée, évidée et tranchée

1 petit oignon, haché

2 cuillères à soupe de coriandre fraîche, hachée

1 piment rouge, épépiné et haché

1 cuillère à soupe de jus de citron frais

4 poivrons, parés et coupés en deux

adresses

Bien mélanger la mangue, les échalotes, la coriandre, le poivron rouge et le jus de citron.

Verser le mélange dans la moitié des poivrons et servir immédiatement.

Bon appétit!

Fleur de brocoli au romarin épicé

(Prêt en 35 minutes environ | 6 serveurs)

Par portion : Calories : 135 ; Matière grasse : 9,5 g ; Glucides : 10,9 g ; Protéines : 4,4 g

Ingrédients

2 kilogrammes de bouquets de brocoli

1/4 tasse d'huile d'olive extra vierge

Sel de mer et poivre noir moulu au goût

1 cuillère de pâte gingembre-ail

1 cuillère à soupe de romarin frais haché

1/2 cuillère à café de zeste de citron

adresses

Mélanger le brocoli avec le reste des ingrédients jusqu'à ce qu'il soit bien enrobé.

Rôtir les légumes dans un four préchauffé à 400 degrés F pendant environ 35 minutes, en remuant à mi-cuisson.

Goûtez, assaisonnez et servez chaud. Bon appétit!

Chips de betteraves rôties

(Prêt en 35 minutes environ | 6 serveurs)

Par portion : Calories : 92 ; Matière grasse : 9,1 g ; Glucides : 2,6 g ; Protéines : 0,5 g

Ingrédients

2 betteraves, pelées et tranchées de 1/8 de pouce d'épaisseur

1/4 tasse d'huile d'olive

Sel de mer et poivre noir moulu au goût

1/2 cuillère à café de flocons de piment rouge

adresses

Mélanger les tranches de betterave avec le reste des ingrédients.

Disposez les tranches de betterave en une seule couche sur une plaque à pâtisserie tapissée de papier sulfurisé.

Cuire au four à 400 degrés F pendant environ 30 minutes jusqu'à ce qu'ils soient croustillants. Bon appétit!

Beurre végétalien classique

(Prêt en 10 minutes environ | 16 portions)

Par portion : Calories : 89 ; Matière grasse : 10,1 g ; Glucides : 0,2 g ; Protéines : 0,1 g

Ingrédients

2/3 tasse d'huile de noix de coco raffinée, fondue

1 cuillère à soupe d'huile de tournesol

1/4 tasse de lait de soja

1/2 cuillère à café de vinaigre de malt

1/3 cuillère à café de gros sel de mer

adresses

Ajoutez l'huile de noix de coco, l'huile de tournesol, le lait et le vinaigre dans le bol de votre mixeur. Blitz pour bien combiner.

Ajouter le sel de mer et continuer à mélanger jusqu'à consistance crémeuse et lisse; réfrigérer jusqu'à ce qu'il soit pris.

Bon appétit!

Pancakes méditerranéens aux courgettes

(Prêt en 20 minutes environ | 4 serveurs)

Par portion : Calories : 260 ; Lipides : 14,1 g ; Glucides : 27,1 g ; Protéines : 4,6 g

Ingrédients

1 tasse de farine tout usage

1/2 cuillère à café de levure chimique

1/2 cuillère à café d'origan séché

1/2 cuillère à café de basilic séché

1/2 cuillère à café de romarin séché

Sel de mer et poivre noir moulu au goût

1½ dl de courgettes râpées

1 œuf de chia

1/2 tasse de lait de riz

1 cuillère à café d'ail haché

2 cuillères à soupe de jus de citron, tranché

4 cuillères à soupe d'huile d'olive

adresses

Bien mélanger la farine, la levure chimique et les épices. Mélanger les courgettes, les œufs de chia, le lait, l'ail et l'oignon de printemps dans un bol séparé.

Ajouter le mélange de courge au mélange de farine sèche; remuez-les pour bien mélanger.

Ensuite, faites chauffer l'huile d'olive dans une poêle à feu moyen. Faites frire vos pancakes pendant 2-3 minutes de chaque côté jusqu'à ce qu'ils soient dorés.

Bon appétit!

Pain plat norvégien traditionnel (lefse)

(Prêt en 20 minutes environ | 7 serveurs)

Par portion : Calories : 215 ; Matière grasse : 4,5 g ; Glucides : 38,3 g ; Protéines : 5,6 g

Ingrédients

3 pommes de terre moyennes

1/2 tasse de farine tout usage

1/2 tasse de baiser

Sel de mer au goût

1/4 cuillère à café de poivre noir moulu

1/2 cuillère à café de piment de Cayenne

2 cuillères à soupe d'huile d'olive

adresses

Faire bouillir les pommes de terre dans de l'eau avec un peu de sel jusqu'à ce qu'elles soient tendres.

Épluchez et râpez les pommes de terre puis ajoutez la farine, le besan et les épices.

Diviser la pâte en 7 boules de taille égale. Étaler chaque boule sur un plan de travail légèrement fariné.

Chauffez l'huile d'olive dans une poêle à feu moyen et faites cuire chaque pain plat pendant 2 à 3 minutes. Sers immédiatement.

Bon appétit!

Beurre de cajou de base

(Prêt en 20 minutes environ | Pour 12 personnes)

Par portion : Calories : 130 ; Matière grasse : 10,1 g ; Glucides : 6,8 g ; Protéines : 3,8 g

Ingrédients

3 tasses de noix de cajou crues

1 cuillère à soupe d'huile de noix de coco

adresses

Passer les noix de cajou au robot culinaire ou au mélangeur à haute vitesse jusqu'à ce qu'elles soient moulues. Mélangez ensuite pendant 5 minutes supplémentaires en raclant les parois et le fond du bol.

Ajouter l'huile de noix de coco.

Cuire encore 10 minutes ou jusqu'à ce que le beurre soit complètement crémeux et lisse. Apprécier!

Boules aux pommes et au beurre d'amande

(Prêt en 15 minutes environ | Pour 12 personnes)

Par portion : Calories : 134 ; Matière grasse : 2,4 g ; Glucides : 27,6 g ; Protéines : 2,3 g

Ingrédients

1/2 tasse de beurre d'amande

1 tasse de beurre de pomme

1/3 tasse d'amandes

1 tasse de dattes fraîches, dénoyautées

1/2 cuillère à café de cannelle moulue

1/4 cuillère à café de cardamome moulue

1/2 cuillère à café d'extrait d'amande

1/2 cuillère à café d'extrait de rhum

2 ½ tasses de flocons d'avoine à l'ancienne

adresses

Placez le beurre d'amande, le beurre de pomme, les amandes, les dattes et les épices dans le bol de votre mixeur ou robot culinaire.

Travaillez le mélange jusqu'à obtenir une pâte épaisse.

Ajouter les flocons d'avoine et pulser quelques fois pour bien mélanger. Rouler la masse en boules et servir très frais.

Confiture aux fruits rouges crus

(Prêt en 1 heure et 5 minutes environ | 10 portions)

Par portion : Calories : 57 ; Matière grasse : 1,6 g ; Glucides : 10,7 g ; Protéines : 1,3 g

Ingrédients

1/4 livre de framboises fraîches

1/4 livre de fraises fraîches, pelées

1/4 livre de baies fraîches

2 cuillères à soupe de jus de citron fraîchement pressé

10 dattes dénoyautées

3 cuillères à soupe de graines de chia

adresses

Réduire en purée tous les ingrédients dans votre mélangeur ou votre robot culinaire.

Laisser reposer environ 1 heure en remuant de temps en temps.

Conservez votre confiture dans des bocaux stérilisés au réfrigérateur jusqu'à 4 jours. Bon appétit!

Tahini maison de base

(Prêt en 10 minutes environ | 16 portions)

Par portion : Calories : 135 ; Matières grasses : 13,4 g ; Glucides : 2,2 g ; Protéines : 3,6 g

Ingrédients

10 onces de graines de sésame, décortiquées

3 cuillères d'huile de colza

1/4 cuillère à café de sel casher

adresses

Faire griller les graines de sésame dans une poêle anti-adhésive pendant environ 4 minutes en remuant constamment. Refroidir complètement les graines de sésame.

Transférez les graines de sésame dans le bol de votre robot culinaire. Traiter pendant environ 1 minute.

Ajouter l'huile et le sel et cuire encore 4 minutes en raclant le fond et les parois de la poêle.

Conservez le tahini au réfrigérateur jusqu'à 1 mois. Bon appétit!